NOTICE

SUR LES

EAUX THERMALES

DE

MONDORF

ET

LEURS VERTUS THÉRAPEUTIQUES,

PAR

le **Dr SCHMIT**, Médecin des Bains.

—

Première Partie.

—

TROISIÈME ÉDITION.

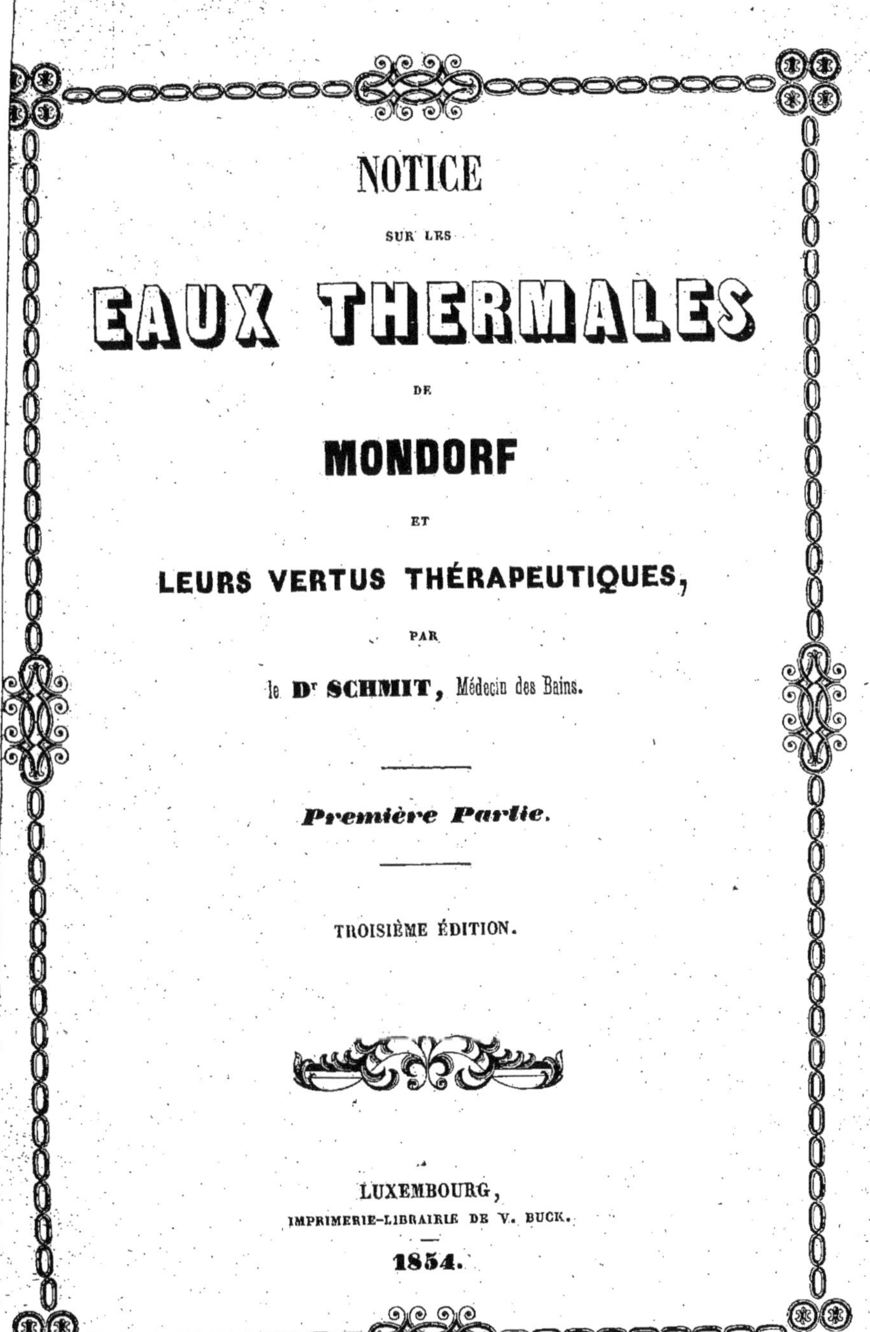

LUXEMBOURG,

IMPRIMERIE-LIBRAIRIE DE V. BUCK.

—

1854.

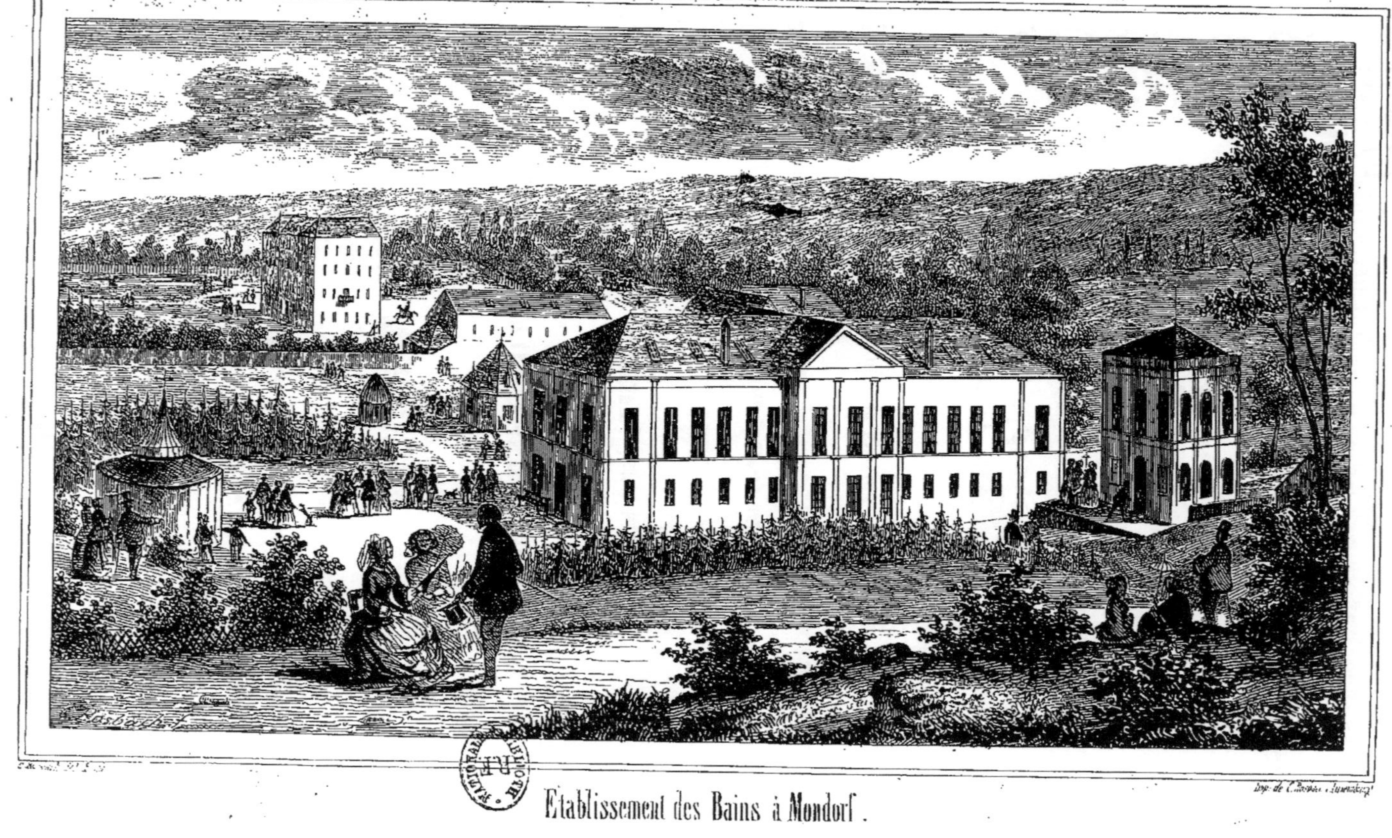

Etablissement des Bains à Mondorf.

NOTICE

SUR LES

EAUX THERMALES

DE

MONDORF

ET

LEURS VERTUS THÉRAPEUTIQUES,

PAR

le **Dr SCHMIT**, Médecin des Bains.

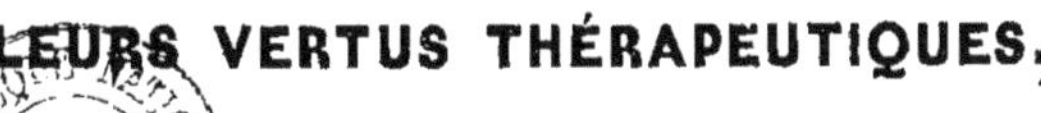

Première Partie.

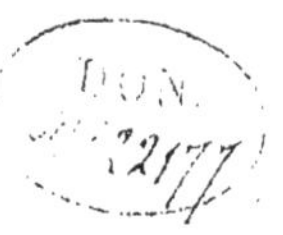

TROISIÈME ÉDITIÒN.

LUXEMBOURG,
IMPRIMERIE-LIBRAIRIE DE V. BUCK.
1854.

PRÉFACE.

Dans tous les temps, chez tous les peuples, les bains ont été considérés comme un puissant moyen d'hygiène, et les eaux minérales comme le remède à un grand nombre de maux. Aussi la plupart des sources étaient elles consacrées à Hercule, le Dieu de la force.

L'époque moderne attache aux bains une importance plus grande encore que l'antiquité. Depuis cent ans notamment un nombre considérable d'établissements de bains se sont fondés en Europe, et tous les jours on voit augmenter le nombre des malades qui les fréquentent.

C'est sous l'influence de ce goût général pour les eaux thermales dont les bienfaits sont universellement appréciés, que la source de Mondorf, dont la découverte est dûe à un heureux hasard, s'est transformée en un établissement qui chaque année voit augmenter sa réputation en France, en Belgique, en Allemagne, et grossit le nombre de ses baigneurs.

Aussi la liste est déjà longue des malades qui sont venus demander aux eaux de Mondorf et obtenir la guérison ou du moins le soulagement de leurs maux !

Combien d'affections qui s'étaient montrées rebelles à tous les agents thérapeutiques, n'ont-elles pas guéries? Depuis les temps les plus reculés, les maladies de la peau, les faiblesses nerveuses, les maladies rhumatismales, la faiblesse de la moëlle épinière etc. ont toujours été traitées avec un plus grand succès par les bains que par des remèdes pharmaceutiques; dans ces cas et dans beaucoup d'autres, le médecin conseille les bains aux malades, parce qu'une cure aux eaux continuée pendant cinq à six semaines dérange moins l'organisme que les agents thérapeutiques continués pendant le même espace de temps, même avec un plus heureux succès. Le changement d'habitudes, les distractions du voyage, la vue de personnes et de lieux nouveaux, aident puissamment dans le traitement par les eaux.

En publiant cette troisième édition d'un opuscule que le public a accueilli avec bienveillance, nous nous sommes efforcé de compléter ce travail; nous avons ajouté le chapitre sur les environs de Mondorf, nous avons esquissé un aperçu de la géologie de Mondorf et de ses environs; enfin, nous avons ajouté quelques nouveaux chapitres, tout en donnant plus d'extension à la plupart des anciens.

Nous nous estimerons heureux, si ces pages contribuent à accroître le succès des eaux de Mondorf, heureux surtout si les malades peuvent y trouver d'utiles conseils, et retrouvent la santé par l'effet de notre source bienfaisante.

Qu'il nous soit permis de témoigner toute notre gratitude à M. le comte de Puymaigre et à M. Moris, professeur de physique à l'Athénée de Luxembourg, pour l'obligeance avec laquelle ces MM. ont mis à ma disposition les notes et les renseignements nécessaires pour composer la partie géologique de mon travail et ajouter le chapitre relatif aux environs de Mondorf.

Mondorf, le 16 avril 1854.

L'AUTEUR.

Géographie de Mondorf.

Mondorf, village du Grand-Duché de Luxembourg, est situé sous 49° 31' 15" de latitude et 3° 56' 58" de longitude E. de Paris, à environ 128ᵐ au-dessus du niveau de la mer. Sa température moyenne ne s'écarte pas beaucoup de celle de la ville de Metz ; elle est d'environ 10°,

Les bains sont situés près du village de Mondorf, immédiatement sur la frontière de France, à 20 kilomètres de Luxembourg, à 8 kilomètres de la grande route qui va de Luxembourg à Metz par Thionville, à 20 kilomètres de Thionville, à 12 kilomètres de Sierck, à 12 kilomètres de Cattenom, à 5 kilomètres de Rodemack, à 8 kilomètres de Remich et à 10 kilomètres de Perl en Prusse.

Le monument le plus remarquable de Mondorf est l'église, bâtie sur une hauteur qui domine la belle vallée de Mondorf. Elle a été construite en 1766.

Hôtels de Mondorf.

Huit hôtels sont à la disposition des visiteurs de Mondorf.

L'Hôtel de l'établissement, tenu par M. L. Nausé, offre des logements commodes et très-bien meublés. Près de ce bâtiment on trouve *l'Hôtel de l'Europe*, tenu par M. B. Wigreux, et tout à côté, *l'Hôtel du Grand-Chef*, tenu par Melle C. Auburtin. M. Trottyanne de Metz a fait construire ce bel et vaste édifice. Ce nouvel hôtel qui contient un grand nombre de chambres, d'élégants salons, qui est égayé par un jardin gracieusement dessiné, aura tout le confortable que l'on rencontre dans les bains de l'Allemagne. Après avoir passé l'Altbach, qui sépare le Grand-Duché du territoire français, on remarque un élégant pavillon qui fait encore partie de ce superbe établissement. M. Trottyanne découvrit à l'emplacement qu'occupe son hôtel plusieurs antiquités et entre autres le squelette d'un chef gaulois, trouvaille qui fut offerte à la Société des antiquaires de Luxembourg et dont le nom, porté par le nouvel hôtel, perpétue le souvenir.

En face de l'Hôtel du Grand-Chef se trouve *l'Hôtel du Commerce*, tenu par M. Bivort.

Le village de Mondorf, qui est à environ un kilomètre de la source, compte trois hôtels : *l'Hôtel du Nord*, tenu par M. Philippe, *l'Hôtel de France*, tenu par M. Bernard, *l'Hôtel des Bains*, tenu par M. J. Wigreux.

Altwies, qui est à quelque distance de Mondorf, possède aussi un bon hôtel, *l'Hôtel de Luxembourg*, tenu par Mme v^e Fortuner.

Tous ces hôtels sont proprement tenus, la table y est bonne (trop bonne pour des malades); on n'a que des vins d'une bonne qualité, le service se fait avec exactitude, et des voitures mises

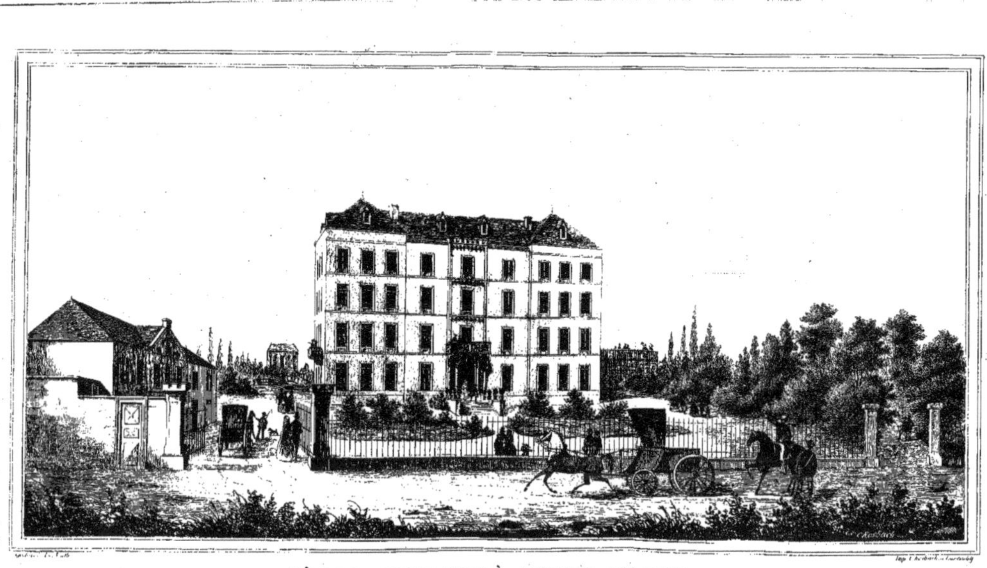

HÔTEL DU GRAND-CHEF À MONDORF LES BAINS.

Propriété de M. H. Troljanne.

à la disposition des baigneurs, les conduisent à l'établissement des bains. Les propriétaires de tous ces hôtels se distinguent particulièrement par leur caractère serviable, leur honnêteté, leur bonté et leur politesse; on est surtout prévenant envers les personnes indisposées accidentellement pendant leur séjour à Mondorf.

Le prix de tous ces hôtels est en général modéré. Pour les hôtels de Mondorf et d'Altwies, le prix de la pension et de la chambre est de 3 francs 50 centimes par jour; pour les hôtels près de l'établissement des bains le prix varie de 3 francs 50 centimes jusqu'à 6 francs par jour. Dans ce pays, le vin se paie à part.

Dans tous ces hôtels, on trouvera pendant la saison des bains, nous n'en doutons pas, au moins deux à trois journaux, afin que les baigneurs, habitués à lire les nouvelles du jour, n'éprouvent pas un vide à Mondorf, et afin qu'ils ne se livrent pas, faute de distractions, à leurs idées moroses, ce qui est préjudiciable à la santé.

Les jardins appartenant à ces hôtels ont été disposés d'une manière assez agréable, pour que les malades, qui ne veulent pas faire des excursions aux environs, puissent s'y promener avec plaisir. Outre ces divers hôtels, Mondorf et Altwies renferment encore un grand nombre d'auberges et parmi celles ci nous citerons principalement *l'auberge au Lion d'or*, où les baigneurs peuvent se loger à bas prix. Les habitants du village prennent aussi volontiers des pensionnaires.

Nous espérons, MM. les hôteliers, que vous prouverez aux visiteurs de Mondorf que nous n'avons rien exagéré dans ce chapitre, et pour cela il faudra toujours avoir dans l'esprit l'éternel principe : *agis envers autrui comme tu voudrais qu'on agît envers toi*, et nos bains prospéreront, nous en sommes sûrs.

Environs de Mondorf.

Les baigneurs qui ne se contenteraient pas des promenades qui entourent l'établissement des bains, trouveront dans les environs de Mondorf des buts d'excursions, tant en France et en Prusse que dans le Grand-Duché de Luxembourg. Plusieurs localités offrent d'intéressants souvenirs de la domination romaine et du moyen-âge.

Castel.

Entre Mondorf et Altwies, en France, se trouve l'humble hermitage du Castel, bâti sur les ruines d'un camp. On voit encore les retranchements qui le défendaient au midi ; au nord ce sont des masses de rochers qui s'étendent en chaîne depuis Preische jusqu'à Mondorf, et qui dominent le vallon arrosé par l'Altbach. Il n'est pas rare de découvrir dans les environs des médailles et des antiquités qui rappellent l'époque où cette contrée était couverte par des légions romaines.

Tous les ans le lundi de la Pentecôte, on vient à plusieurs lieues aux environs de Mondorf faire un pèlerinage au Castel.

Preische.

A 4 kilomètres de Mondorf, en France, se trouve le château de Preische, remarquable par son immense parc que traverse un chemin romain. La chapelle du château renferme deux tombeaux du XVIe siècle. M. le baron de l'Espée de Hayange, est actuellement propriétaire de Preische. Pendant la saison des bains, on voit tous les jours des baigneurs qui vont visiter le parc, qui est une des plus belles promenades que les visiteurs trouveront aux environs de Mondorf.

Rodemack (Rupis Martis).

Rodemack est à 5 kilomètres de Mondorf. Ce bourg était naguère dominé par un château fort, entouré de hauts massifs de murailles crénelées et flanqué de tours. Ce vieil édifice communiquait par une voie souterraine avec le bourg, défendu lui-même par des remparts et un fossé. L'un et l'autre ont été, jusqu'en 1492, le domaine de seigneurs très-puissants. Au mois de juillet 1430, Rodemack fut brûlé par les Messins, pour se venger de ce que son seigneur s'était ligué contre leur cité avec le duc de Lorraine et le comte de Bar.

Dans le mois de mai 1552, Rodemack tomba au pouvoir du roi Henri II, et aurait été saccagé par ses soldats, s'il ne fût accouru l'épée à la main pour arrêter le désordre. Dans le mois de juin 1639, ce château fut encore pris, et le bourg pillé par les Français, sous les ordres du duc de Guise.

Repris par les Impériaux, il se rendit de nouveau à la France en 1643, mais dans la nuit du 14 novembre 1644, un détachement de la garnison de Luxembourg s'introduisit dans le fort et s'en empara. Enfin Rodemack fut définitivement cédé à la France par le traité de Nimègue.

En 1792, le lieutenant-colonel Laharpe commandait le château de Rodemack, dernier poste français lors de l'invasion des Prussiens en Champagne. Laharpe fut sommé de se rendre. Il assembla sa garnison, et ne lui dissimula point les dangers qu'elle courait: «Mais, lui dit-il, si la résistance devient impossible, c'est en faisant sauter une partie du fort que nous nous ferons jour le sabre à la main à travers l'ennemi. Si cette ressource nous est refusée, pour ne point être pris vivants et les armes à la main, laissons entrer l'ennemi et faisons que les débris du fort deviennent notre commun tombeau. »

Le maréchal Luckner secourut cependant Rodemack à temps et en protégea l'évacuation sur Thionville. Le Gouvernement avait vendu le château en 1811 pour 18000 fr.; il l'a racheté

en 1815, en partie démantelé ; mais dans cet état de délabre-
ment, les Français qui en avaient la garde lors de la 2e invasion, le défendirent contre les Prussiens, et les forcèrent à la
retraite sur Luxembourg. Le gouvernement a jugé inutile la
conservation de ce fortin, et il en a entièrement consommé la
ruine en 1821.

Sierck (Sirium ou Serca).

La petite ville de Sierck (à 12 kilom. de Mondorf), bâtie
dans un fond, entre le Stromberg et les rochers du vallon de
Montenach, est entourée d'une muraille et défendue par un
fortin, situé sur une esplanade élevée qui commande le cours
de la Moselle à une grande distance. Les plus belles habitations
bordent la rive droite de la rivière, sur un quai, où passe la
chaussée de Trèves à Thionville. Les murs crénelés du château,
l'ancien couvent des Recollets qui y touche, le cours de la
Moselle chargé de bateaux, concourent à former un point de
vue charmant.

Le château est très-ancien ; il a eu des seigneurs particuliers
dont plusieurs ont acquis de la célébrité.

Jean de Sierck, évêque de Toul, mort en 1325. Son frère,
Pierre de Sierck, avait été appelé à l'évêché de Metz en 1316.
Les seigneurs de Fontoy ont possédé le château de Sierck dans
le XIIe siècle. En 1173, Mathieu Ier, duc de Lorraine, donna
cette ville à son fils le jour où il fut institué évêque de Metz,
mais elle rentra sous la domination des ducs de Lorraine.

En 1431, Marguerite de Bavière, femme du duc de Lorraine
Charles II, y fonda un hôpital. On a encore des pièces de
monnaie à l'effigie de ce prince avec l'exergue *Moneta in Sierck*.
Lorsque le duc Charles IV fut dépouillé de ses États par Louis
XIII, la Cour souveraine de Lorraine s'établit à Sierck, où ce
prince fit battre monnaie. Il céda, en 1631, cette ville à la
France, avec 33 villages ; mais ce traité fut de courte durée.
Le grand Condé s'en rendit maître en 1643, après la reddition

de Thionville. Louis XIV fit démanteler le fort et la ville, parce que les fortifications avaient été dressées sur des plans trop anciens. Les restes du château avaient été vendus par l'Etat en 1811, pour 62,000 francs ; il les a rachetés en 1814.

Thionville.

Thionville est situé à 20 kilomètres de Mondorf, dans un bassin spacieux et sur la rive gauche de la Moselle, que franchit aujourd'hui un pont de pierres d'une architecture élégante.

Thionville, en latin *Theodonis villa*, fut d'abord un simple domaine rural. Elle acquit quelque importance au commencement de la dynastie carlovingienne. Pepin le Bref, Charlemagne et Louis le Débonnaire y résidèrent souvent. Charlemagne y tint deux conciles en 805 et en 816 ; il y convoqua les principaux seigneurs de son empire. Après l'extinction de la race carlovingienne, Thionville eut des seigneurs particuliers et passa ensuite sous la domination des comtes de Luxembourg, puis sous celle des ducs de Bourgogne, et par succession appartint à la Maison d'Autriche et aux rois d'Espagne. Le traité des Pyrénées céda à la France cette ville, dont les fortifications furent reconstruites d'après le système de Vauban. Thionville a subi plusieurs siéges. En 1443, elle repoussa l'armée de Philippe, duc de Bourgogne. Le 23 juin 1558, elle fut prise d'assaut par le duc de Guise. Ayant été rendue à l'Espagne par le traité de Château Cambresis, elle fut de nouveau assiégée en 1653 par les Français, et se rendit après une vive et longue résistance. En 1790, Thionville fut de nouveau assiégée par les armées alliées, et durant les deux invasions, elle fut étroitement bloquée.

Sont nés à Thionville : le général de division Barthel, le baron de Bock, littérateur assez distingué, le général de Puymaigre, d'une famille originaire du Berry, le comte de Jaubert, homme aimable et instruit, que l'on peut regarder comme le créateur de la bibliothèque de Metz, Pierre Statier, disciple érudit de Th. de Bère et de Calvin, le comte de Braslard, qui joua un rôle important sous la Restauration.

La population de Thionville est de 6000 âmes.

Guentrange, annexe de Thionville, produit des vins rouges qui ont quelque réputation.

La Grange.

. La Grange, faubourg de Thionville, à 1 kilomètre de cette dernière. On y remarque particulièrement le château de La Grange, habité par M. le comte de Berthier. Ce fut dans le principe une de ces maisons fortes, où les chevaliers teutons tenaient leurs assemblées. Des seigneurs particuliers en eurent ensuite la possession, et traitèrent de la paix et de la guerre en leur propre nom.

Tandis que Philippe de Bourgogne préparait en 1443 les opérations du siége de Thionville, Jean La Plume, Bourguignon d'origine et homme d'armes au service de la cité de Metz, voulant témoigner son dévouement à son ancien souverain, partit de cette ville avec trente braves, s'empara du château de La Grange et s'y fortifia. Les Saxons, jaloux de conserver ce poste important, profitèrent d'une nuit obscure pour chercher à le reprendre avec 300 hommes d'élite. La Plume se défendit avec un courage héroïque, et força les assaillants à la retraite.

Luxembourg (Luxemburgum).

Luxembourg est la capitale du Grand-Duché du même nom ; elle est à 20 kilom. de Mondorf. Cette place est entourée d'une triple ceinture de remparts et de précipices. La ville, située sous le 25ᵉ degré de longitude et le 49ᵉ de latitude septentrionale, se divise en ville haute et villes basses. Le château de Luxembourg, autrefois séjour des Celtes, puis des Tréviriens, puis des Romains, fut selon les historiens, bâti par Gallien, alors qu'en 260, cet empereur garnissait de forteresses les bords du Rhin et de la Moselle, pour lui servir de boulevard contre l'irruption des Germains.

Le château de Luxembourg fut, au VIIIe siècle, cédé par Charles-Martel à l'abbaye de St.-Maximin, avec la seigneurie de Weymerskirch dont il dépendait.

La ville haute est élevée de 200 pieds au-dessus du niveau de l'Alzette. Les trois faubourgs ou villes basses sont baignés par l'Alzette.

Population 12,170 non compris la garnison qui est de 4000 hommes.

La ville a trois places principales, la place d'Armes, que décorent deux rangées d'arbres; la place Guillaume ou grand'-place, autrefois jardin des Recollets, et le Marché-aux-Poissons, place qui a été restaurée il y a quelques années. Quatre églises sont consacrées au culte catholique, celle de Notre-Dame, de St.-Michel, de St.-Jean et de St.-Mathieu. On va maintenant construire une très-belle église dans le faubourg de Clausen.

Notre-Dame, autrefois église des Jésuites, aujourd'hui cathédrale, est un fort bel édifice, dont l'érection date de l'an 1613. A l'entrée de l'église, du côté de l'évangile, on voit le cénotaphe de Jean-l'Aveugle, représentant le saint tombeau.

La célèbre abbaye de Bénédictins de Munster, fondée en 1086, par Conrad, tenait le premier rang parmi les communautés religieuses du pays et ne le cédait en dignité qu'à la puissante abbaye d'Echternach, son aînée de quatre siècles. En 1451, Munster fut détruite en même temps que le faubourg de Clausen et le vieux château de Sigefroi, dans l'intérêt de la défense de la forteresse. Le monastère se releva de ses cendres; mais, lorsqu'en 1684, les Français vinrent mettre le siége devant Luxembourg, et que le prince de Chimay en fit brûler les faubourgs, le couvent des Bénedictins fut une seconde fois sacrifié à la défense de la place.

Enfin sur les dernières années du XVIIe siècle, les moines de Munster obtinrent l'église de l'hospice de St.-Jean, au Grund; ils y adossèrent leurs cellules. Mais un siècle après ils furent expulsés par les républicains français et leur couvent a été définitivement converti en un hôpital militaire.

Plusieurs comtes de Luxembourg ont été enterrés dans l'église de Munster ; parmi eux aucun n'eut plus de célébrité que Jean-l'Aveugle, le héros du XIVe siècle.

Les bâtiments les plus remarquables de Luxembourg sont : l'hôtel du Gouvernement, l'hôtel de ville, l'hôtel du gouverneur de la forteresse, l'Athénée, l'église Notre-Dame et le palais de justice.

La ville possède une bibliothèque d'environ 30000 volumes, un musée archéologique remarquable contenant principalement des antiques et des médailles romaines, et un cabinet d'histoire naturelle contenant la plupart des roches, des minéraux et des fossiles du Grand-Duché ainsi qu'une belle collection d'oiseaux et de coquillages.

Il existe à Luxembourg et dans les environs plusieurs endroits qu'un étranger ne peut se dispenser de visiter. 1° Le Casino militaire, qui est un fort bel établissement, orné de riantes promenades sur le rempart qui domine la profonde vallée du Paffenthal, et dont MM. les officiers de la garnison font parfaitement les honneurs, 2° le jardin de la société des Arquebusiers à Clausen, 3° le jardin de M. de la Fontaine, ancien Gouverneur du Grand-Duché de Luxembourg, 4° la Faïencerie de Septfontaines appartenant à M. Bock ; elle se distingue surtout par la beauté de ses produits.

Remich.

La ville de Remich, située à 8 kilom. de Mondorf, s'élève en amphithéâtre sur la rive gauche de la Moselle et présente du côté de la Prusse un paysage ravissant. Autrefois la ville de Remich était entourée de murailles flanquées de tours ; elle avait une garnison de 10 hommes d'armes. Dans les derniers temps et jusqu'en 1789, il y avait une compagnie de vétérans autrichiens.

Il y a une vingtaine d'années qu'il restait encore quelques débris de fortifications ; aujourd'hui tout a disparu, et la porte du Nord, donnant sur le quai et qui n'est à proprement parler qu'une arcade, est l'unique et dernier fleuron de la couronne murale de la cité.

Le château était naguère habité par des seigneurs dont les droits étaient fort restreints, car la Cour de Remich qui se composait de la ville avec sa banlieue, était une régale dont les habitants étaient libres, et relevaient directement de l'empereur qu'ils traitaient de maire de Remich. Au XVIe siècle, la seigneurie a été portée en dot à la puissante maison d'Autel, puis à celle de Kerpen, puis encore en 1778 aux Mohr de Wald qui l'ont transmise par héritage en 1813 aux barons de Reinach de Hirtzbach. Aujourd'hui le château est occupé par le docteur Welter.

La ville de Remich est visitée par tous les baigneurs. Les environs de Remich présentent un aspect ravissant, surtout en passant par le chemin dit *Scheuerberg*.

Aspelt.

Le village d'Aspelt est situé à 4 kilom. de Mondorf sur la route de Mondorf à Luxembourg. Son territoire est jonché de ruines romaines dont la plus remarquable est un pont à la forme gracieuse, aërienne et tellement étroit que les voitures n'y peuvent passer.

Le château est aussi une antiquité. Deux énormes tours jumelles, entre lesquelles étaient autrefois le pont-levis et la herse du manoir féodal, donnent à cette habitation un aspect sévère qui reporte la pensée vers l'époque où le village tirait de ses seigneurs son bien-être, son lustre et son animation.

Dalheim.

Ce village est situé à 5 kilom. de Mondorf, et dans le Grand-Duché de Luxembourg. Le camp retranché de Dalheim était le plus considérable de ceux que les Romains avaient établis dans les Gaules. Dalheim tenait sa prééminence de son admirable situation. Assis sur une vaste plaine fort élevée et légèrement inclinée en glacis, placé à 4 kilom. de l'impériale villa de *Conciniacum*, entre les deux autres camps tréviriens, il formait le point central où venaient converger cinq voies militaires et diverticuli, par lesquelles il communiquait directement avec Trèves, Metz, Arlon, Remich et Titelberg.

De la hauteur de Dalheim, au point marqué par une croix de pierre où le chemin de Filsdorf traverse le Kiem circulaire sur lequel le camp s'appuyait, les regards du voyageur planent sur une étendue considérable du pays ; d'un côté, les monts Arlon, Soleuvre, Belvaux et St.-Jean apparaissent comme autant de géants qui menacent le ciel de leurs fronts orgueilleux ; du côté du midi, au-dessus d'une plaine immense de côteaux et de forêts, l'œil pénètre dans un lointain vaporeux jusqu'à la ville de Metz, dont la cathédrale ressemble à un vaisseau qui pointe à l'horizon des mers.

Au pied de cet observatoire, et à quelques centaines de pas au nord-ouest, est situé dans un fond le village de Dalheim, dont l'église a été bâtie sur l'emplacement de l'ancien Capitole du camp. La tour carrée, détachée de l'église, est de construction romaine. Jadis existait une galerie souterraine qui conduisait du temple à l'extérieur du camp, mais elle est devenue impraticable par les éboulements. C'est dans cette galerie, large de trois mètres, que Wiltheim a trouvé une mosaïque de treize mètres de longueur, ainsi que le sépulcre de *Germaniola*.

Il ne reste aujourd'hui que peu de traces du camp de Dalheim. Depuis 14 siècles que date la destruction du camp retranché de Dalheim, on n'a cessé de recueillir parmi ses débris des milliers de médailles dont ils étaient parsemés.

En 1842, un habitant de Mondorf, en piochant la terre, a trouvé sous une pierre, trois pots remplis de plus de vingt-cinq mille pièces de monnaie de tous les empereurs jusqu'à Constantin le Grand. On a trouvé à Dalheim une multitude de vases brisés, dont les reliefs présentaient des scènes mythologiques; tantôt c'est Junon ou Iris, tantôt c'est Ganimède versant le nectar ou un Amour agaçant les grâces. C'est probablement un de ces joyaux que les Romains s'adressaient réciproquement à l'époque des Saturnales.

Le camp de Dalheim possédait un pavé de cailloutage, des thermes et une naumachie. M. le curé de Dalheim, archéologue distingué, possède un médailler complet des empereurs jusqu'au Ve siècle, ainsi qu'un cabinet d'archéologie. La plus grande partie de ces pièces ont été trouvées dans les environs de sa paroisse. Les fouilles ont occupé un assez grand espace, et ont fait apparaître les traces de vastes constructions; quelques fours sont restés presque entiers et on voit encore des escaliers romains.

Castel, le tombeau du roi Jean.

Une charmante excursion à faire de Mondorf est une course à Castel où se trouve le tombeau de Jean, roi de Bohême et duc de Luxembourg. On peut s'y rendre en passant la Moselle à Schengen, voir chemin faisant les belles mines du château de Freudenburg qui fut bâti au XIV siècle, et revenir par Nennig où l'on admire une magnifique mosaïque dont nous parlerons tout à l'heure. Castel est à environ 24 kilomètres de Mondorf et fut un camp romain. C'est au sommet d'un rocher qui domine la Sarre, dans une position assez pittoresque pour n'avoir rien à envier aux plus beaux sites du Rhin, que le roi de Prusse actuel fit relever l'oratoire de Castel, détruit en 1793, et y fit inhumer le corps du brave roi de Bohême. On sait que ce valeureux prince mourut à la bataille de Crecy. Marié à Béatrix de Bourbon, petite-fille de Saint-Louis, il voulut,

2

bien qu'aveugle, combattre pour la France; s'adressant à ses chevaliers, il leur demanda de le mener dans la mêlée; deux d'entre eux attachèrent le cheval du roi à leurs propres chevaux et Jean s'élança au milieu de la bataille avec ses fidèles compagnons. Ils y trouvèrent une mort héroïque. Quatre fois les armées françaises troublèrent dans son tombeau le roi qui était mort pour la France, en 1542, en 1592, en 1684 et en 1793. A cette dernière époque, M. Boch de Mettlach, voulant soustraire le corps de Jean aux profanateurs, l'emporta de Luxembourg où il était enseveli. Il l'offrit plus tard au roi de Prusse qui fit déposer cette précieuse relique dans la chapelle réédifiée par ses ordres à Castel. Cette chapelle est composée de deux salles voûtées à plein cintre, percées de 9 petites fenêtres ogivales et précédées d'un porche surmonté d'un campanile. Le tombeau du roi Jean est en marbre noir et porte une épitaphe latine dans laquelle est racontée la vie du prince. L'espèce de plate-forme réservée dans les rochers où s'élève ce monument, est disposée avec beaucoup de goût, c'est un délicieux jardin qui domine un magnifique paysage.

Nennig.

Sur la rive droite de la Moselle et presque en face de Remich est le village de Nennig auquel une découverte récente a fait une sorte de célébrité. Une mosaïque de très-grandes dimensions attire à Nennig une quantité de curieux. Cette mosaïque qui était presque à fleur de terre et dont jusqu'à l'année dernière on n'avait pas soupçonné l'existence, est dans un bel état de conservation. Des médaillons, des espèces de tableaux, y représentent quelques scènes du cirque et sont liés entre eux par des fleurons et des arabesques d'une rare élégance. On croirait voir un magnifique et immense tapis se dérouler devant soi. Cette mosaïque appartenait sans doute à l'un de ces somptueux palais qu'Ausone nous cite dans son poème sur la Moselle, et l'on doit espérer que de nouvelles recherches produiront encore des découvertes d'une grande importance archéologique.

Constitution géologique de Mondorf et de ses environs.

La vallée de Mondorf, où coule l'Altbach, petite rivière qui sépare la France du Grand-Duché de Luxembourg, est située entre des escarpements du grès de Luxembourg, dans les aufractuosités duquel les marnes et le calcaire du lias se sont déposés. L'établissement des bains se trouve sur le calcaire à gryphites.

Le grès bigarré d'où jaillissent les sources de Mondorf, a été déposé dans une sorte de golfe formé par les terrains de transition de l'Ardenne à l'Ouest, de l'Eifel au Nord et du Hundsrück à l'Est. M. Walferdin, de Paris, démontre que le grès bigarré, avec ses marnes et argiles, est, dans ces directions, de 175 à 200 mètres plus élevé que le niveau du sol à Mondorf. Cette différence entre le point d'introduction des eaux et celui de leur surgissement à la surface, rend parfaitement raison du jaillissement des sources de l'établissement de Mondorf, et confirme complétement les données d'après lesquelles il lui a été possible de prévoir, plusieurs années à l'avance, ainsi que M. Arago l'avait fait de son côté par un autre procédé, l'élévation probable, au-dessus de la surface du sol, de la nappe aquifère de Grenelle.

Le grès de Luxembourg, surtout celui qui se trouve entre Altwies et Mondorf et celui de Dalheim, se distingue par ses nombreux fossiles. Emerange, Burmerange, Ellange, Elvange et Welfrange, villages aux environs de Mondorf, sont situés sur le calcaire à gryphites; Altwies, Dalheim et Filsdorf sont situés sur le grès de Luxembourg.

Généralement parlant, on peut dire que dans les environs de Mondorf, on a le terrain du lias.

En descendant à Schengen, on passe par les marnes irisées au Muschelkalk (calcaire coquiller) sur lequel ce dernier village est situé. Dans la belle vallée comprise entre Schengen et Remich, on rencontre les marnes irisées avec de puissants dépôts de gypse.

Le Stromberg, qui s'étend jusque vis à vis de Sierck et sur lequel le visiteur a devant ses yeux un magnifique panorama, se compose de haut en bas de :

a) Muschelkalk,

b) dépôts de gypse,

c) grès bigarré,

d) quartzite.

Cette dernière roche qni est extrêmement dure, appartient au terrain de transition du Hundsrück. Elle est exploitée vis à vis d'Apach, village français, et sur les hauteurs de Sierck.

Sur le territoire luxembourgeois, à un quart de lieue environ de Schengen, on aperçoit sur une petite étendue, le grès bigarré qui donne naissance à une source minérale, qui a peut-être de l'analogie avec celle de Mondorf.

On peut dire en général, que la vallée comprise entre Sierck et Remich est formée de roches appartenant au terrain triasique.

Origine de la source thermale.

La découverte de la source est due à une Société luxembour-
geoise, qui entreprit en 1841 de forer un puits près du village
de Mondorf, dans l'espoir que le terrain triasique de la Lorraine qui s'étend jusque-là, et qui renferme des couches aussi
riches en sel gemme, offrirait également sur ce point un amas
considérable de ce minéral. Mais la Société a été trompée dans
son attente, car la quantité de sel, à peine 1 pCt, contenue
dans cette eau, était insuffisante pour alimenter une exploita-
tion. Elle continua le forage jusqu'à une profondeur de 730
mètres, dans l'espoir d'arriver au but qu'elle s'était proposé.
Mais ayant alors atteint des couches qui ne lui permettaient plus
d'espérer la découverte de sel gemme, elle cessa les travaux.

Malgré cette déception, ces recherches ont produit un résultat très-heureux, puisqu'elles ont conduit à la découverte
d'une source thermale appelée à rendre les plus grands services
à l'humanité souffrante, et dont l'importance reconnue par les
essais qu'on en a faits depuis 1846 jusqu'à ce jour, augmen-
tera, nous n'en doutons pas, lorsqu'une expérience plus longue
encore aura justifié ses vertus thérapeutiques qui déjà ne peuvent plus être contestées aujourd'hui.

On a commencé le forage le 17 juin 1841 sous la direction
de M. Kind, et on l'a terminé le 16 juin 1846. Lorsque le puits
eut atteint une profondeur de 460 mètres, on remarqua d'a-
bord une petite quantité d'eau; à 502 mètres de profondeur,
cette première source fut suivie d'une seconde plus abondante
sortant du grès bigarré.

La profondeur du forage de Mondorf est de 730 mètres, et
par conséquent beaucoup plus considérable que celle du puits
de Grenelle, qui n'a que 547 mètres.

Terrains traversés par la Sonde.

(Extrait du registre contenant le journal détaillé des opérations du forage.)

De   0,00— 11,13 marnes schisteuses du lias et calcaire à gryphées arquées.

— 11,14— 16,88 calcaire dur avec pyrite de fer.

— 16,88— 30,35 grès bleu, très-calcareux.

— 30,35— 34,02 grès bleu, très-calcareux, schisteux.

— 34,02— 41,50 grès calcareux très-dur.

— 41,50— 54,11 grès avec conglomérats de quartz.

— 54,11—128,99 marnes bleues et rouges avec bancs d'une marne calcaire dure et blanchâtre.

— 128,99—146,00 id. avec traces de sel gemme et de gypse.

— 146,00—149,40 dolomie très-dure.

— 149,40—156,17 marnes rouges et bleues suivies de gypse et d'anhydrite.

— 156,17—158,85 grès rouge et marneux avec conglomérats de quartz.

— 158,85—172,67 anhydrite dure et marnes schisteuses, puis marnes bleues avec gypse.

— 172,67—178,12 argile salifère foncée suivie de marnes bleues, puis de nouveau argile salifère foncée avec gypse et anhydrite en bancs.

— 178,12—247,23 d'abord une roche quartzeuse, puis alternativement marnes bleues et rouges avec gypse et anhydrite en bancs.

— 247,23—255,80 gypse dur et anhydrite avec peu de marnes.

— 255,80—260,13 marnes bleues et rouges alternant avec anhydrite et gypse.

Grès de Luxembourg. — Formation du Lias.

Marnes keupriques supérieures. — Grès du Keuper, — Grès du Marnes keupriques moyennes et inférieures avec gypse du Keuper. — Formation du Keuper.

De 260,13—275,21 dolomie dure et calcaire marneux.
— 275,21—276,00 grès gris.
— 276,00—305,61 calcaire dur et dolomie avec couches d'une argile bleue.
— 305,61—340,04 calcaire gris et bleu avec marnes.
— 340,04—343,60 argile bleue et gypse, puis calcaire avec grains de quartz.
— 343,60—347,34 calcaire fétide.
— 341,34—363,57 gypse gris avec marnes grises et bleues.
— 363,57—373,16 anhydrite dur avec peu de marnes.
— 373,16—384,34 marnes grises et gypse dur.
— 384,34—388,00 calcaire foncé bitumineux et couches peu épaisses d'anhydrite et de gypse avec peu de quartz.
— 388,00—394,53 marnes rouges et bleues avec gypse compacte et gypse fibreux.
— 394,53—397,42 marnes bitumineuses avec calcaire et argile rouge.
— 397,42—402,30 quartz sableux avec marnes et gypse.
— 402,30—411,63 marnes bleues et rouges avec fragments de grès.
— 411,63—413,14 grès quartzeux dur.
— 413,13—416,27 marnes bleues et rouges avec gypse et quartz.
— 416,27—418,84 grès rouge.
— 418,84—449,48 marnes bleues et rouges avec gypse et grès intercalé.
— 449,48—518,41 grès rouge avec couches de sable intercalées.
— 518,41—596,00 grès rouge et blanc, parfois argileux.
— 596,00—598,50 sable à gros grains.
— 598,50—617,15 grès blanc à gros grains avec couches de sable intercalées.
— 617,15—708,85 grès blanc et rouge, parfois conglomératique.
— 708,85—709,15 marnes rouges argileuses avec sulfure de plomb.
— 709,15—711,00 grès brun, argileux.
— 711,00—713,76 gravier et conglomérats.
— 713,76—730,00 formation de la Grauwacke.

Formation du Muschelkalk.

Formation du grès bigarré.

Terrain de transition

La sonde a donc traversé les terrains dans l'ordre suivant :

Lias.................................... 54,11 mètres.
Keuper................................. 206,02   »
Muschelkalk 137,29   »
Grès bigarré........................... 316,34   »
Schistes anciens et quartzite du terrain de la
    Grauwacke des allemands................. 16,24   »

                    Total.... 730,00 mètres.

Température de la source thermale.

Le 11 septembre 1845, lorsque le trou de sondage avait une profondeur de 671 mètres, M. Welter de Paris mesura avec deux thermomètres à déversement, l'accroissement de température avec la profondeur. A leur sortie, ils indiquèrent tous les deux la température de 34° C. A la même époque, l'eau d'un puits voisin d'une profondeur de 5 mètres avait une température de 11° 5, d'où il suit que l'accroissement est de 1 degré sur 29ᵐ 6.

Dans cette expérience, les thermomètres avaient été descendus à 169ᵐ plus bas que l'endroit d'où jaillissait l'eau artésienne; l'observation pouvait donc être regardée comme assez indépendante de la température de cette eau; mais comme d'après la loi de l'accroissement uniforme de température, il aurait fallu, à la profondeur de 502ᵐ d'où sort l'eau de la source, trouver d'après l'expérience ci-dessus la température de 28° 1, et que d'un autre côté, l'eau à son arrivée au jour ne marque que la température constante de 24° 75, M. Van Kerkhoff fit des expériences pour s'assurer si réellement cette eau éprouve dans son mouvement ascensionnel une diminution de température de 3° 35.

Le 13 janvier 1848, MM. Van Kerkhoff, Eydt et Lyon firent descendre dans le puits deux thermomètres à maxima à une profondeur de 502 mètres; retirés après une heure, ils marquèrent tous les deux une température de 24° 75 C., justement le même degré qu'on a observé au même moment à la sortie de l'eau; le 29 juin 1847, l'eau thermale marqua également la même température de 24 75° C.; d'où l'on peut conclure que l'eau de Mondorf ne perd rien de sa température en montant.

Suivant les observations de M. Eydt, architecte de la ville de Luxembourg et de l'établissement des bains, cette source donne par minute 606 litres d'eau, et, par conséquent, 36360 litres en une heure.

Les expériences les plus exactes sur la température de la source à différentes profondeurs ont été faites au mois de décembre 1852 par M. Walferdin, membre de la société philomatique, de la société géologique de France etc.

Il s'exprime à ce sujet comme suit :

« Après avoir pris les précautions nécessaires pour faire parvenir au fond du trou de sonde trois de mes thermomètres à déversement garantis de la pression, et avoir chargé le tube creux qui les contenait, d'un poids de 27 kilogrammes, je les ai fait descendre lentement à la profondeur de 718 à 720 mètres; la partie inférieure du trou de sonde se trouvant remplie, sur un espace de 10 à 12 mètres, de marnes, d'argiles et d'autres roches qui se sont détachées des parties non tubées.

» Ils sont arrivés au fond en trois heures, y ont séjourné dans la vase compacte pendant douze heures, et ont été ramenés à la surface en deux heures trente minutes. Le tube creux qui les contenait est revenu rempli de roches et d'argiles du fond.

» Les thermomètres à déversement sont à échelle arbitraire, gravée sur la tige; pour le N° 1, $1° = 25^P, 089$; pour le N° 2, $15^P, 890$; et pour le N° 3, $14^P, 692$. A leur retour à la surface, vérifiés successivement par M. Moris et par moi, ils ont indiqué 27° 63.

» Je ne me suis pas borné à cette première expérience; je l'ai répétée trois fois, en faisant descendre, séjourner et remonter les instruments pendant les mêmes intervalles de temps; et ils ont donné, en moyenne, le même résultat.

» Mais la source artésienne provenant de 502 mètres pouvait seule indiquer la température du sol. J'ai donc fait descendre mes trois thermomètres déverseurs à 502 mètres dans la zone d'où jaillit cette source, avec un débit de 606 litres à la minute par un orifice de 14 centimètres. Ils y sont parvenus en une heure trente minutes; je les ai laissés séjourner à l'orifice de la colonne liquide ascendante pendant cinq heures, et ils ont été remontés en une heure. Cette expérience a également été répétée trois fois, et la moyenne a donné 25° 65.

» Pour obtenir la détermination la plus probable de la température moyenne atmosphérique, inconnue à Mondorf, j'ai observé régulièrement celle d'un puits fermé qui se trouve près de l'établissement thermal; sa profondeur est de 7 mètres, dont 4^m 50 d'eau. Douze jours d'observation ont donné en moyenne, 9° 7.

» Cette détermination concorde d'ailleurs, en ayant égard à quelques différences dans les hauteurs, avec la température des puits d'Altwies, de Remerschen et d'Elvange, situés à peu de distance de Mondorf, et ne s'écarte pas de la température moyenne de Metz, résultant d'une longue série d'observations. On sait que Metz est situé à 178 mètres, et le sol de Mondorf près de la rivière, à 198 mètres au-dessus du niveau de la mer.

» Ainsi, en retranchant, de la profondeur de 502 mètres, 7 mètres pour celle du puits où j'ai cherché l'indication de la température moyenne, on a 25°, 65 — 9°, 7 = 15°, 95 d'accroissement pour 495 mètres, ou 1 degré centigrade pour 31^m, 04. »

Composition de l'eau thermale.

Nous allons maintenant donner la composition de l'eau thermale suivant l'analyse très-exacte faite en 1847 par M. Van Kerkhoff, professeur de chimie et de physique à l'Athénée de Luxembourg. Cette analyse a été publiée dans le journal *für praktische Chemie* par Erdman et Marchand.

A) *Substances en quantité pesable.*

	En 100 parties d'eau
Chlorure de sodium	0,87212
Chlorure de potassium	0,02059
Chlorure de calcium	0,31660
Chlorure de magnésium	0,04240
Bromure de magnésium	0,00989
Iodure de magnésium	0,00000,95
Sulfate de chaux	0,16415
Carbonate de chaux	0,00855
Carbonate de magnésie	0,00064
Carbonate de protoxide de fer	0,00225
Silice	0,00072
Acide arsénieux	0,00002,70
Acide antimonieux	0,00001,30
	1,43795,95

B. *Substances gazeuzes.*

Acide carbonique libre	0,00806
Azote	0,00228

C. *Substances en quantité non pesable.*

Manganèse (faibles traces)
Cuivre (traces très-faibles).
Étain (traces très-faibles).

Donc un litre d'eau contient

	Grammes.
Chlorure de sodium	8,8197
Chlorure de potassium	0,2082
Chlorure de calcium	3,2017
Chlorure de magnésium	0,4228
Bromure de magnésium	0,1000

Iodure de magnésium 0,0001
Sulfate de chaux 1,6600
Carbonate de chaux 0,0865
Carbonate de magnésie 0,0065
Carbonate de protoxide de fer 0,0227
Silice 0,0072
Arside arsénieux 0,0002
Acide antimonieux 0,0001

Et   Centimètres cubes.

Acide carbonique libre 40,5
Azote 18,3
Manganèse   (faibles traces).
Cuivre   id.
Étain   id.
Matières organiques   id.

Dans une livre prussienne = 7680 grains, sont contenus :

Grains.

Chlorure de sodium 66,98
Chlorure de potassium 1,58
Chlorure de calcium 24,31
Chlorure de magnésium 3,25
Bromure de magnésium 0,76
Iodure de magnésium 0,0007
Sulfate de chaux 12,61
Carbonate de chaux 0,66
Carbonate de magnésie 0,05
Carbonate de protoxide de fer 0,22
Silice 0,05
Acide arsénieux 0,002
Acide antimonieux 0,001

Et

Pouces cubes.

Acide carbonique. 1,06
Azote. 0,47
Manganèse   (traces très-faibles).
Cuivre   id.
Étain   id.
Matières organiques   id.

Le gaz qui se dégage abondamment à la sortie de l'eau et qui est un mélange d'azote et de peu d'acide carbonique produit, du moins dans les parties supérieures du trou, un fort bouillonnement qui contribue, sans aucun doute, à diminuer la quantité de l'acide carbonique en dissolution. En effet, puisque l'azote ne peut plus rester dissous dans la quantité primitive à cause de la diminution de pression, il occasionne en même temps une perte d'acide carbonique, quoique l'eau ne soit pas saturée de ce dernier gaz; elle contient 1 , 8 pCt. de gaz azote.

Considérations générales sur les propriétés médicales des eaux thermales de Mondorf.

Deux méthodes peuvent guider dans l'étude des propriétés thérapeutiques des eaux minérales ou thermales; l'une prenant pour point de départ la nature du médicament et sa composition chimique, en déduit et son mode d'action et les applications qu'il réclame. L'autre consiste à étudier les modifications que ce même agent médicamenteux fait éprouver aux fonctions et aux organes, sains ou malades, des sujets qui en font usage, et à tirer de cette étude les inductions relatives et à la nature de la médication elle-même et aux indications qui s'y rattachent.

Dans ce chapitre, nous indiquerons l'action de l'eau thermale sur l'organisme sain et malade, suivant sa composition chimique.

D'après cette composition, on peut compter l'eau thermale de Mondorf parmi les eaux salines où dominent le chlorure de sodium et le chlorure de calcium. Par sa composition et ses vertus thérapeutiques, elle a de l'analogie avec les eaux de Kreuznach et de Hombourg. Mais elle contient un élément très-peu observé et excessivement rare dans les eaux minérales des bains connus. Cet élément est le gaz azote libre. Jusqu'à présent, les effets médicaux de ce corps sont, faute d'occasion de les expérimenter, restés peu connus. D'après les notions physiologiques, les aliments sont plus fortifiants lorsqu'ils contiennent de l'azote, et les eaux de Mondorf étant fortifiantes, empruntent sans aucun doute, cette qualité, en partie à ce gaz azote.

D'après un article que nous venons de lire dans un journal

médical de Berlin, on peut classer les eaux de Mondorf parmi les eaux thermales azotées ; elles peuvent donc être rangées à côté de celles de Wiesbaden, de Baden-Baden, de Teplitz, de Gastein et de Lippspringe. L'auteur de cet article, le Dr. Spengler d'Ems, croit que Mondorf aurait un avenir prospère, si l'établissement des bains était disposé de manière à ce que l'air impregné de gaz azote pût être inspiré. Les expériences les plus récentes, principalement à Lippspringe, dit l'auteur, ont prouvé que l'inspiration du gaz azote est le moyen le plus efficace contre les accès d'une toux opiniâtre et, par le même moyen, on doit avoir guéri en peu de temps les névroses les plus diverses. Un local disposé pour boire, de manière à ce que l'air soit mélangé suffisamment avec le gaz azote, est souvent le meilleur moyen pour guérir la toux spasmodique ou nerveuse.

Dans la deuxième partie de ce travail, qui sera publiée l'année prochaine, nous serons à même de donner de plus amples renseignements sur l'action thérapeutique du gaz azote libre contenu dans notre source.

Par les sels qu'elles contiennent, ces eaux sont laxatives et en même temps résolutives, surtout par le bromure et l'iodure de magnesium (1).

Le carbonate de protoxide de fer, l'azote et l'acide carbonique leur donnent une vertu fortifiante et légèrement excitante (2).

-----

(1) Ces substances introduites dans l'estomac, exercent une action dissolvante sur les composés de la protéine, liquéfient et dissolvent le mucus, augmentent la secrétion du suc gastrique, du foie, du pancreas et favorisent l'évacuation des fèces.

(2) Le carbonate de protoxide de fer exerce sur l'organisme une action locale légèrement astringente et irritante. Avec les secrétions de l'estomac, il donne naissance à des albuminates et à des lactates qui sont résorbés. Introduit dans les vaisseaux chilifères, il s'unit aux globules lymphathiques, et forme de l'hématine. Le chyle ainsi chargé de fer arrive dans le sang et donne lieu à une augmentation de globules sanguins. L'augmentation des globules sanguins par l'introduction du fer dans le sang fut constatée par MM. Andral et Gavarret.

Prise à l'intérieur, cette eau augmente les excrétions alvines et celle de l'urine. Elle active d'abord l'action de l'estomac et du canal intestinal, dissout les secrétions morbides et en favorise l'évacuation, elle active la circulation abdominale et dérive le sang d'autres parties.

Plus tard, quand l'eau thermale a pénétré dans le sang, d'autres effets se produisent; les parties fluides subissent des modifications. On observe la résolution des engorgements et une diminution de la masse sanguine.

Comme laxative et résolutive, l'eau thermale produit les meilleurs effets dans les engorgements des glandes lymphatiques; comme résolutive et purgative, elle est très-utile dans l'état glaireux de l'estomac et des intestins, dans les dispositions aux hémorrhoïdes.

Par ses principes fortifiants, elle agit avec beaucoup de succès dans tous les cas où il est nécessaire de fortifier tout le corps ou l'un de ses organes.

Par suite de ces mêmes principes, elle est un des meilleurs fortifiants pour le système nerveux.

Elle remplace les bains de mer dans tous les cas où ceux-ci sont indiqués, car « l'immersion dans la mer, dit le docteur » James (1), a d'abord pour résultat une augmentation de vi- » talité des organes intérieurs, vers lesquels les liquides se » trouvent refoulés momentanément; puis, par le fait de la » réaction, le sang revient brusquement vers la périphérie, en » s'accompagnant de phénomènes d'excitation et de calorique. » Sous l'influence de ce double mouvement, les fonctions orga- » niques et nerveuses s'accomplissent avec plus de force, de » régularité, de plénitude. De là une nutrition plus active, et » l'accroissement de l'énergie musculaire. »

Les bains de Mondorf, comme les bains de mer, conviennent donc toutes les fois que l'organisme est frappé d'atonie, soit

_____

(1) Guide pratique aux principales eaux minérales. Paris. p. 501 par C. James.

par le défaut d'action de quelqu'organe important, soit par une sorte de débilité générale qui frappe l'ensemble des fonctions, sans s'attaquer directement à aucune d'elles. Les bains de Mondorf, comme les bains de mer, sont utiles aux constitutions lymphatiques et scrofuleuses.

Dans la chlorose, l'anémie, les aménorrhées et les dysménorrhées, dans la leucorrhée, les bains de mer produisent un excellent effet, en réveillant les organes de la torpeur où ils languissent. C'est ainsi qu'ils ont fait plus d'une fois cesser la stérilité. L'expérience a prouvé depuis sept ans que les eaux de Mondorf ont un grand succès dans les mêmes maladies.

L'action tonique des bains de mer, les rend utiles contre les pertes séminales involontaires et l'inertie de l'appareil viril; il en est de même des bains de Mondorf.

La plupart des maladies nerveuses sont heureusement influencées par les bains de mer, et le résultat a prouvé qu'elles le sont très-efficacement par l'emploi des bains de Mondorf. Nous reviendrons du reste plus spécialement sur l'emploi de l'eau thermale de Mondorf dans les différentes maladies, en parlant de son application.

On a vu que la température de l'eau thermale est de $24\frac{3}{4}$ degrés centigrades et de 20 degrés Réaumur. Elle est donc à peu près tiède et assez chaude pour la plupart des malades. Mais comme la température de l'atmosphère est en général plus élevée pendant la saison des bains, que celle des bains eux-mêmes, on la trouve froide en s'y plongeant; ce n'est là d'ailleurs qu'une sensation très-éphémère, qui disparaît en quelques secondes.

On a vu des personnes de 70 à 75 ans prendre leurs bains, sans qu'il fût nécessaire d'y ajouter de l'eau chaude.

Nous devons faire observer aux personnes étrangères à ce pays et principalement à nos honorables confrères des contrées voisines que, suivant l'expérience faite à l'établissement des bains le 9 mars 1854 par M. Moris, professeur de physique à l'Athénée de Luxembourg, les eaux de Mondorf ne se laissent pas chauffer artificiellement au delà d'un certain nombre de degrés, d'abord sans devenir troubles, puis sans perdre de leurs qualités essentielles. En effet, M. Moris a trouvé que la température de cette eau peut être élevée dans la chaudière jusqu'à environ 45° C. sans qu'elle se trouble notablement. A cette température, il commence à se former un dépôt de sesquioxide de fer hydraté. Vers 38° à 40° le dégagement des gaz est assez sensible. C'est vers 35° qu'il devient appréciable.

Pour produire le meilleur effet, il faut que les malades prennent le bain à la température que l'eau possède naturellement ; il y a seulement quelques exceptions pour les personnes d'un âge avancé, chez lesquelles la réaction n'est pas assez avancée après le bain ; dans un pareil cas, on ajoutera aux bains de l'eau thermale chauffée à 5 jusqu'à 8 degrés de plus, mais pas au delà, si on ne veut pas détruire en partie l'effet qu'on peut en obtenir.

De là probablement sont nés les mécomptes de plusieurs malades qui, s'étant rendus aux bains pour fortifier leur constitution ou leur système nerveux, ont fait chauffer l'eau par suite d'appréhensions contre sa température.

L'eau thermale de Mondorf peut-elle être transportée au loin et y être employée en bains ? L'eau de Mondorf supporte très bien le déplacement, principalement quand elle est destinée pour la boisson, comme nous le dirons dans un autre chapitre, mais nous sommes convaincus que des bains de cette eau pris loin de la source, ne peuvent pas avoir la même efficacité que ceux qu'on prend à la source même, car au moment de prendre le bain, les gaz se seront volatilisés, l'eau aura éprouvé des altérations, tandis qu'à l'établissement de Mondorf, on peut renouveler l'eau qui agit dans toute son intégrité sur la surface cutanée, et c'est par conséquent l'état où elle agit avec le plus de succès.

Quels sont les phénomènes qu'on observe généralement chez les malades qui fréquentent les eaux minérales et particulièrement les eaux de Mondorf?

L'ensemble des fonctions de l'économie présente une activité toute particulière, et qui se fait sentir surtout vers les organes digestifs et leurs annexes, et vers la peau : augmentation de l'appétit, digestion plus facile et plus prompte, assimilation plus complète, selles plus régulières, dans la plupart des cas urines plus abondantes, amélioration de la nutrition, accroissement des forces et sentiment général de bien-être.

Comme les bains ne sont indiqués que dans les maladies chroniques, il est important de connaître l'état de l'organisme dans ces maladies. L'organisme souffre de deux manières dans le cours d'une maladie chronique : d'abord parce que la solidarité qui unit entr'eux tous les organes et toutes les fonctions, fait que la perversion ou l'abolition des fonctions d'un organe ne peut manquer de se faire sentir sur tous les autres.

« Dans l'état de vie, dit l'immortel Cuvier, les organes ne sont pas seulement rapprochés, mais ils agissent les uns sur les autres et concourent tous ensemble à un but commun. D'après cela, les modifications de l'un d'eux exercent une influence sur celle de tous les autres. C'est sur cette dépendance mutuelle des fonctions, et ce-secours qu'elles se prêtent réciproquement, que sont fondées les lois qui déterminent les rapports de leurs organes, et qui sont d'une nécessité égale à celle des lois métaphysiques et mathématiques : car il est évident que l'harmonie convenable entre les organes qui agissent les uns sur les autres est une condition nécessaire de l'existence. »

Et on peut ajouter dès qu'un organe est malade, quelque peu de réaction qu'il provoque dans l'économie, la loi du *balancement des forces*, est rompue aux dépens de la santé générale. « La vie, dit encore Cuvier, ne saurait être élevée à un certain degré dans un organe ou dans un système d'organes, qu'elle ne soit diminuée dans les autres parties. »

« Dans l'eau minérale ou thermale, dit le docteur Durand-Fardel, dans son ouvrage sur les eaux de Vichy, nous trouvons un agent thérapeutique qui non seulement agit sur l'organe malade, mais répand en même temps son action sur la généralité

des fonctions, spécialement sur celles qui, essentiellement so-
lidaires l'une de l'autre, tiennent sous leur dépendance tout ce
qui concourt avec elles à l'exercice de la vie, les fonctions qui
s'opèrent sur les grandes surfaces, digestive et cutanée. »

« Les eaux minérales, dit le Dr Patissier, agissent principalement sur deux vastes surfaces : sur la muqueuse gastro-
intestinale et sur tout l'appareil tégumentaire; elles excitent ces
deux membranes qui, à leur tour, réagissent sur les autres
organes liés avec elles par de nombreuses sympathies, activent
leurs fonctions et modifient leur vitalité. »

Suivant le médecin-inspecteur des eaux de Vichy, l'organe
malade revient à son état normal en dernier lieu par le traitement d'une eau minérale. « Ce sont ordinairement les fonctions
générales de l'économie les plus éloignées de l'organe malade,
dit-il, sur lesquelles nous verrons se manifester d'abord les
effets de la médication : la digestion, la transpiration cutanée,
la nutrition, la tonicité générale, tout cela s'améliore d'abord ;
l'organe malade ensuite, et le plus souvent hors de nos yeux,
après le traitement terminé, quelquefois au bout d'un temps
très-éloigné, et quelquefois jamais, et cependant la santé générale, sous l'empire de cette excitation artificielle, aura reparu
à un tel ou tel degré.

On devra donc accepter d'abord comme règle ces deux faits
importants ; l'ordre suivant lequel la santé se rétablit, en premier lieu, retour ou amélioration des fonctions générales, ensuite retour de l'organe essentiellement malade; second fait :
phénomènes de guérison beaucoup plus prononcés après que
pendant la cure. »

De ces faits on peut conclure que toutes les eaux minérales
ainsi que celles de Mondorf, agissent d'une manière identique;
elles exercent leur influence sur l'organisme animal, par l'excitation des fonctions générales ou par leur action sur des
accidents morbides spéciaux auxquels on les oppose.

Or, c'est l'eau de Mondorf non altérée, l'eau de Mondorf,
telle qu'elle sort d'une profondeur de 502 mètres, accompagnée

d'éléments qui, sous une pression de cette force, ont dû se combiner et s'amalgamer intimement avec elle, c'est cette eau qui s'est recommandée comme médication tonique et légèrement excitante, pénétrant dans toute l'économie, se mettant en rapport avec l'organisme, qui ranime les fonctions languissantes, excite les fonctions physiologiques, et qui, tantôt agent de révulsion, tantôt rappelant l'équilibre, le *balancement des forces*, entre les fonctions troublées, fournit un mode de traitement des plus efficaces.

Préparation pour la cure.

Pour profiter réellement des eaux de Mondorf, il faut une sorte de préparation, afin de disposer le corps et de le rendre docile à subir la puissante influence de nos eaux, si l'on veut qu'elles agissent sur un mal enraciné et de longue durée. Il s'agit de régler d'avance son genre de vie, pour qu'il ne présente point trop de contraste avec celui que l'on aura à observer pendant la saison. Une habitude qui ne s'accorderait point avec le régime des eaux, devra être déposée avant de se rendre à Mondorf, car ce changement brusque pourrait devenir doublement sensible au corps, déjà affecté par l'épreuve du bain.

Pour que l'eau thermale puisse passer librement du tube digestif dans le système circulatoire, afin d'atteindre son but final qui consiste dans une modification de tous les tissus de l'organisme, il faut qu'elle ne rencontre aucun obstacle matériel, afin que les vaisseaux absorbants puissent fonctionner avec plus d'activité. Si on néglige cette cure préparatoire, l'eau thermale produit différentes perturbations, telles que la constipation, des flatuosités, des indigestions et un afflux du sang vers les organes de la poitrine ou de la tête. Là où se trouvent de pareilles dispositions, le baigneur doit remédier à ces dérangements, avant de se rendre à Mondorf, parce que ce n'est que chez lui que le malade peut être entouré de tous les petits soins possibles de la part des siens et des personnes qui lui sont attachées.

Avant de se rendre à un établissement de bains, il faut s'habituer d'avance à mener une vie régulière, à observer un bon régime physique et moral et à se débarrasser de mauvaises habitudes incompatibles avec une cure aux eaux.

Celui qui croit qu'avant de commencer le régime des baigneurs, il lui est permis de se livrer encore à toutes sortes d'excès, celui-là est dans l'erreur, car il livre un combat aux lois de la nature humaine, et la Naïade dédaignera de lui accorder ses faveurs.

Le malade enfin, arrivé à Mondorf, fera bien de se reposer un jour ; qu'il n'imite pas tous ces impatients qui, encore fatigués du voyage, se précipitent vers la source et dans le bain, pour ne pas perdre une minute et qui, à en juger par leur précipitation, semblent craindre que cette source bienfaisante soit sur le point de tarir.

Vouloir marcher trop vite dans le traitement par les bains serait préjudiciable à la santé, c'est comme si on voulait précipiter la guérison par les remèdes pharmaceutiques, en avalant en une fois les médicaments qui devraient être pris à doses fractionnées.

Avant de terminer ce chapitre, il ne sera pas inutile de rappeler aux malades qui viennent visiter notre établissement, de se munir avant leur départ, d'une lettre de leur médecin ordinaire, contenant l'histoire succincte de leur maladie, chose presque indispensable au médecin des eaux, et sans laquelle, malgré l'examen le plus scrupuleux, plus d'une circonstance importante pourrait passer inaperçue.

Administration de l'eau thermale.

1° En boissons.

L'eau thermale de Mondorf, de même que toutes les eaux minérales, produit des effets bien plus énergiques que les autres médicaments. Destinée à guérir des affections chroniques, on en fait usage pendant un long espace de temps. Or, le même sel, qui, pris dans une potion, dérangerait à peine l'économie, peut produire des perturbations notables, quand on en répète l'emploi. Un malade à Mondorf prendra chaque matin jusqu'à 8 verres d'eau puisée à la source, il en continuera l'usage durant 4 à 6 semaines, et subira par conséquent au plus haut degré l'influence du remède, lorsque l'organisme sera saturé des principes médicamenteux qu'elle contient. Ce mode d'administration ne ressemble pas aux médications ordinaires. Cette eau, prise en boisson, produit des effets différents, suivant la quantité qu'on boit dans un temps déterminé. En petite quantité, elle est résolutive et fortifiante; elle est seulement purgative en grande quantité, au delà de deux à trois verres.

Le temps le plus convenable pour la boire, est le matin de 6 à 8 heures. C'est incontestablement le temps le plus propre pour en obtenir un bon succès. C'est le matin, que le malade fortifié par un sommeil réparateur, se sent le mieux; les vaisseaux absorbants exercent leurs fonctions plus énergiquement. La source d'eau thermale ayant retenu dans la nuit une quantité considérable de gaz, a une saveur plus rafraîchissante.

Même des personnes faibles ou d'une constitution délicate et sensible, doivent changer d'habitude et s'accoutumer à être matinales.

C'est à jeûn qu'il faut se rendre à la source, afin que les différents points de contact entre l'eau et le canal intestinal ne soient pas diminués; les vaisseaux absorbants, qui n'ont pas encore été mis en action par les sucs nutritifs, supportent mieux l'eau thermale et la digèrent plus promptement, car prise le matin, alors que l'estomac est vide encore d'aliments, par faibles quantités, mais fractionnée de distance en distance, de manière à ce que son contact avec la muqueuse se prolonge le plus longtemps possible, elle stimule manifestement cette dernière, par une double action et sur sa vitalité et sur les secrétions.

L'eau de Mondorf est facile à supporter et ne charge point l'estomac, si l'on n'en fait pas un usage immodéré; au commencement il faut se faire un peu de violence pour la boire, mais plus tard on la prend sans aucune répugnance et même volontiers. Il n'est pas de rigueur, si l'estomac est sensible, que l'on vide le verre d'un trait; on peut sans difficulté ne le vider chaque fois qu'à moitié et prendre après une courte pause la seconde moitié, que l'on aura soin de renouveler.

Les dames doivent venir sans corset à la source, et après avoir bu, il leur faut attendre quelque temps avant de se lacer, mais elles ne doivent jamais se serrer trop fort. «L'on sait, dit Tissot, combien les corps baleinés ont détruit de tailles et la santé; l'estomac et les viscères du bas ventre toujours comprimés et constamment gênés dans leurs fonctions, les font toutes mal, les digestions se perdent, les viscères s'obstruent, les humeurs s'altèrent, les malades tombent dans les pâles couleurs et la cacochymie; l'acide prévaut, la nutrition ne se fait plus, et ces moyens destinés à procurer des tailles élégantes sont la cause qu'il y en a beaucoup de contrefaites.»

«Il n'est point agréable, dit le philosophe Jean-Jacques, de voir une femme coupée en deux comme une guêpe; cela choque la vue et fait souffrir l'imagination. La finesse de la taille, a comme tout le reste, ses proportions, sa mesure, passé laquelle, elle est certainement un défaut.»

Il faut aller à la source bien vêtu et garanti contre l'air frais du matin. Il convient de prendre l'eau à la source même et aussitôt qu'elle est dans le verre, mais il faut la boire lentement à petits coups, car avaler précipitamment cette eau, pourrait produire toutes sortes d'indispositions.

On boit l'eau par verres, entre chacun desquels on laisse un quart d'heure d'intervalle; la promenade doit en favoriser l'action, en facilitant l'absorption. L'eau de Mondorf s'expédie à l'étranger pour les personnes qui ne peuvent se rendre elles-mêmes dans cette localité. Dans ce cas il est important que les malades la fassent chauffer au bain-marie à la température de 25° centigrades avant d'en faire usage. Ainsi employée, cette eau prise à la dose de 1 à 2 grands verres, constitue un excellent purgatif.

L'effet purgatif de cette eau dépend de l'idiosyncrasie du sujet; il y a des personnes qui se purgent avec un grand verre, d'autres en doivent prendre 2, 3, 4 jusqu'à 6 ou 8 avant d'avoir quelques évacuations alvines; cette différence dépend de la plus ou moins grande sensibilité de la muqueuse intestinale.

Suivant le dr Braun, dans sa monographie des eaux minérales de Wiesbaden, «les effets laxatifs proviennent de deux causes principales: l'eau bue en plus considérable quantité, et l'action irritante des sels, principalement du chlorure de sodium sur les nerfs.

»Cette cause donne lieu d'une part à une secrétion plus abondante de la muqueuse et des organes glandulaires avoisinants, et, d'autre part, favorise le mouvement péristaltique du canal intestinal. La preuve que les effets laxatifs sont surtout la conséquence d'un mouvement péristaltique plus intense, résulte de la fréquence des selles hors de proportion avec la quantité des matières évacuées et de l'activité musculaire, plus élevée, provoquée par les eaux dans les autres organes de la secrétion, par exemple, dans la vessie.»

En général, on commence par boire un verre ou un demi-verre à la fois, on augmente la quantité suivant l'effet qu'elle produit; il serait même impossible de dire d'avance dans chaque cas particulier combien de verres d'eau il faut prendre chaque jour jusqu'à la fin de la cure, car il arrive qu'une même quantité d'eau produit un jour quelques selles, et un autre jour cause le dévoiement; d'autrefois une certaine quantité d'eau qui dans les cas ordinaires produit une à deux selles, amène la constipation.

Il arrive quelquefois qu'une personne qui boit tous les jours un certain nombre de verres, ressent des coliques; il faut alors diminuer ou même cesser l'usage de l'eau jusqu'à ce que ce dérangement soit passé; enfin il y a plusieurs causes qui font varier la quantité d'eau qu'on doit prendre; il est donc impossible de fixer dès le début et une fois pour toutes quelle doit être cette quantité. Le nombre de verres à boire se détermine selon l'âge, le sexe et la constitution du malade, d'après la nature, le degré et la durée de la maladie et d'après la manière dont agit l'eau thermale. Il y a des cas où l'eau de Mondorf doit être prescrite avec la plus grande réserve; alors on commence avec un demi-verre et l'on augmente graduellement la dose. Peu à peu l'estomac s'habitue à l'eau, et le médecin peut en ordonner davantage, en surveillant les effets qui lui serviront de mesure.

Beaucoup de personnes sont portées à croire que l'effet de l'eau ne consiste que dans les évacuations alvines nombreuses. C'est un préjugé qu'il importe de détruire. C'est faire en effet une atteinte téméraire à l'organisme malade, que d'administrer l'eau minérale d'une manière démesurée. Souvent les malades, les uns par économie, les autres par impatience, ont hâte d'en finir, et croient pouvoir remplacer la durée convenable de la cure par une cure forcée. Ces médications brusques ne conviennent pas aux maladies chroniques; celles-ci progressent lentement, elles doivent rétrocéder de même.

Celui qui voudrait forcer les effets de l'eau, en en faisant un usage démesuré, pourrait n'obtenir qu'un résultat fâcheux.

Quand on inonde l'estomac d'eau minérale, il ne faut pas croire qu'il puisse digérer cette quantité excessive de boisson.

Bien des fois elle ne fait que traverser le corps, devenu une espèce de filtre, mais souvent l'affluence du sang vers la tête, les vertiges, les maux d'estomac, l'oppression et un malaise général en sont les suites immédiates. On s'abstiendra, autant que possible, de fumer pendant que l'on prendra l'eau ; le tabac, par son influence narcotique, pourra empêcher l'estomac de bien digérer l'eau qu'on a bue.

Si les souffrances du malade, ou d'autres circonstances ne lui permettent de boire l'eau que dans sa chambre, ou même dans son lit, il faut que chaque dose soit plus petite et que l'intervalle soit plus long.

On ne prendra le déjeûner qu'une demi-heure après avoir bu le dernier verre. Pendant la menstruation, il faut user de toutes les précautions possibles pour maintenir cette fonction dans toute sa régularité. C'est en effet une régle bien connue en médecine, de n'employer pendant l'époque menstruelle, sauf des indications très-pressantes, aucune médication active, aucun moyen capable d'agir un peu fortement sur l'organisme des femmes.

Faut-il boire encore le soir avant le souper? Il y a certains cas où il est utile de prendre un à deux verres le soir, il faut pourtant que la digestion du diner soit entièrement terminée.

Vers la fin du traitement, il faut diminuer graduellement les doses auxquelles on prenait l'eau, pour en cesser insensiblement l'usage. La cessation subite du traitement peut souvent en arrêter les effets bienfaisants.

Si dans le cours du traitement, les efforts critiques de la nature se manifestent d'une manière assez violente, il faut tout de suite consulter à cet égard le médecin, car quelquefois il peut être nécessaire de cesser pendant quelques jours et même de prendre des médicaments. La continuation opiniâtre du traitement contre l'avis du médecin, peut devenir dangereuse.

On boit l'eau de Mondorf :

1° *dans les maladies du tube digestif* (la gastralgie, la gastrite chronique). On la boit pour résoudre les glaires de l'estomac et des intestins, pour fortifier l'estomac et pour augmenter l'appétit; ordinairement l'appétit s'accroît après en avoir bu pendant quelques jours, quelquefois il diminue pendant les premiers jours et augmente insensiblement les jours suivants; il est extrêmement rare de voir des personnes qui, après en avoir pris pendant huit à douze jours, n'aient pas gagné un meilleur appétit qu'auparavant.

2° On boit cette eau dans la céphalalgie, dans les vertiges, dans la migraine et en général dans toutes les maladies nerveuses;

3° dans la pléthore locale et générale;

4° dans les engorgements du foie, du pancreas et de l'uterus;

5° dans les dispositions aux hémorrhoïdes;

6° dans les maladies rhumatismales;

7° dans la constipation habituelle;

8° dans les maladies de la peau;

9° dans les maladies scrofuleuses;

10° dans les engorgements des glandes lymphatiques;

11° dans les affections calculeuses et

12° dans la mélancholie et l'hypochondrie (1).

2° En bains.

Comme on ne prend des bains que pour des maladies chroniques, c'est-à-dire de longue durée, il est évident que celui qui se rendra à Mondorf pour une maladie quelconque, devra y rester au moins trois à quatre semaines, car dans les mala-

---

(1) Quoique les eaux de Mondorf n'aient aucune influence directe contre les affections morales, on concevra facilement que dans de semblables cas, qui sont ordinairement la suite d'un grand désordre survenu dans le système de la veine-porte, nos eaux thermales, par leur vertu résolvante, opèrent une réaction favorable de l'abdomen sur les facultés morales affectées, et que de cette manière elles peuvent les ramener à leur état normal.

dies chroniques, la guérison ne s'opère que lentement et le plus souvent le corps a besoin de se reposer, quand on a pris à peu près 20 à 25 bains.

Il y a dans l'établissement vingt cabinets à baignoire et le bassin est assez grand pour que neuf personnes puissent s'y baigner. Le premier bain devra être pris dans un cabinet, et cet isolement devra toujours être observé par les malades atteints d'affections cutanées ou affligés de plaies suppurantes. La piscine ne peut être fréquentée que par des personnes exemptes d'infirmités de ce genre.

En général, on prend le bain le matin et à jeûn, on peut cependant le prendre aussi quelques heures après le déjeûner.

La détermination de la durée de chaque bain est variable, elle peut se modifier pendant le cours du traitement. Les premières fois il ne faut rester au bain que peu de temps; plus tard ce temps peut être étendu selon les circonstances et l'ordre du médecin. Le temps le plus long qu'on puisse rester au bain est de 45 minutes. Il n'y a aucune maladie où il soit nécessaire de prolonger son bain au delà de cette limite.

Les personnes affaiblies par la maladie, ou qui sont d'une constitution sensible et délicate, ne doivent pas se mettre au bain, quand elles sont encore à jeûn, parce que la pression de l'eau sur la région épigastrique ne peut pas bien se supporter quand l'estomac est vide, et occasionne ainsi des malaises. Mais il ne faut pas non plus se mettre au bain, quand on a l'estomac plein, pour ne pas donner lieu à des congestions qui pourraient causer des accidents fâcheux.

Si on prend le bain le matin et à jeûn, on boit ordinairement un à deux verres d'eau avant le bain et après le bain on boit le reste.

Les bains doivent être suspendus pendant la menstruation, car les bains d'eau minérale, pris pendant les menstrues, peuvent produire des suppressions ou des troubles plus ou moins graves de cette fonction, et même d'autres accidents regrettables.

Que les personnes qui par économie, pour ne pas perdre quelques jours, prennent garde de continuer les bains pendant cette époque, car elles pourront payer bien cher cette économie; qu'elles s'impriment dans la mémoire les paroles d'un professeur de la faculté de Paris qui dit : « *qu'on ne trouble pas impunément la nature.* »

Les malades affligés par des souffrances qui donnent lieu à des attaques, dont on ne peut prévoir le moment des accès, ne doivent jamais aller au bain sans être accompagnés, et ils doivent quitter le bain sur le premier pressentiment. Celui qui ressent des frisonnements réitérés dans le bain, doit en sortir sans retard.

Le bain peut avoir des suites dangereuses, si l'on y entre excité par des boissons spiritueuses, ou par une violente agitation du corps ou de l'esprit. Il est nuisible d'entrer au bain quand le corps est en transpiration. En cas d'une indigestion, ou si l'on a mal passé la nuit, on fera bien de suspendre l'usage des eaux. On ne doit ni manger au bain, ni boire, ni fumer.

Quand il fait beau, il vaut mieux retourner du bain à pied que de se servir d'une voiture. La promenade est préférable au repos après le bain, dans le cas surtout où, à la sortie du bain, on ne sent pas une chaleur égale dans toutes les parties du corps, ce qu'on appelle réaction (1).

---

(1) «La réaction, c'est le réchauffement du corps par les seules ressources du calorique, après qu'il a été mis en contact avec un liquide froid. La circulation capillaire, qui avait été ralentie, ou même partiellement suspendue par le fait du refroidissement, reprend son cours dès l'instant où la réaction commence; ce qui a lieu quelquefois dans le bain, mais plus souvent quand on en est sorti. La peau se colore, on dirait que le sang y afflue avec d'autant plus d'activité, que son passage y a été momentanément interrompu. Les battements du coeur deviennent plus libres, à mesure que le rétablissement de la circulation diminue les obstacles, apportés par le froid à l'impulsion ventriculaire. La force vitale joue un rôle plus important encore que les phénomènes physiques. Elle accroît la force du coeur, favorise le retour du calorique, et même en l'absence de tout excitant physique, elle suffit quelquefois pour déterminer seule la réaction. »

(Guide aux principales eaux minérales. Paris, par le Dr James.)

Il est impossible de limiter d'avance le nombre des bains qu'il faut prendre; ce nombre ne peut être déterminé que par les effets, et ces effets sont subordonnés à la force de réaction de l'individu. Les eaux thermales de Mondorf forment une substance médicale fort compliquée, dont chaque élément constitutif a des rapports très-différents avec les diverses parties de l'organisme. La peau a une étendue considérable, elle est pourvue d'un grand réseau de nerfs et de vaisseaux, et joue en physiologie un rôle de premier ordre.

L'eau thermale appliquée d'une manière égale, pendant un certain temps sur la peau entière, y produit des effets locaux très-importants. L'absorption cutanée est généralement faible par les bains; par l'usage interne elle est conduite très-rapidement dans la masse du sang au moyen des veines et des vaisseaux lymphatiques. Par les bains, elle y arrive à travers l'épiderme et les glandes sudoripares, à la suite de l'absorption de la peau et des vaisseaux capillaires.

Suivant le Dr Braun, dans sa monographie sur les eaux de Wiesbaden, «l'eau thermale, parvenue dans le sang de l'une ou de l'autre manière, en modifie les mélanges. Le sang modifié dans sa composition chimique et sa constitution organique, doit également, comme stimulant organique, produire dans l'acte de nutrition des organes et des tissus, des résultats essentiellement modifiés qui consistent en général dans la diminution des dépôts protéiques, dans l'amélioration qualitative de la nutrition, et par conséquent dans une activité plus grande du travail physiologique.»

Par ces considérations, on voit qu'avec le sang, l'eau thermale parvient à l'acte de nutrition, à l'exsudation, à la transsudation et hâte la métamorphose.

On prend des bains dans toutes les maladies générales et locales :

1º dans les maladies nerveuses ;

2º dans les faiblesses nerveuses, hystérie ;

3º dans la mélancholie et l'hypochondrie ;

4° dans la trop grande sensibilité du système cutané (hyper-aesthésie) ;

5° dans le défaut de la sensibilité de la peau (anæstésie) ;

6° dans les sueurs nocturnes et diurnes dépendant d'une trop grande faiblesse ou d'une vie trop active du système cutané ;

7° dans les maladies rhumatismales en général ;

8° dans la pléthore générale ou locale ;

9° dans les maladies chroniques de la peau ;

10° dans les engorgements des glandes, du foie, du pancreas, de l'uterus, du sein ;

11° dans les maladies constitutionnelles, scrofuleuses, lymphatiques et cachectiques et

12° dans les maladies de l'appareil digestif.

3° En douches.

Souvent pendant ou après le bain, on prend des douches, rarement on ne prend que les douches seules.

On reçoit les douches dans quatre cabinets et dans la piscine. Il y a cinq calibres pour les douches, de manière qu'on peut augmenter ou diminuer à volonté la force de la douche. La douche est du nombre des remèdes extérieurs les plus saisissants et les plus actifs, par conséquent en abuser serait une grande imprudence. Les malades ne doivent donc jamais s'administrer de leur chef cette espèce de bains, ils ne doivent suivre absolument que les avis du médecin. Le malade expose à la douche la partie du corps sur laquelle elle doit exercer son action. La douche en arrosoir, ou sous la forme de pluie sert à doucher la tête ou la poitrine.

On distingue la douche en *descendante* et en *ascendante;* celle-ci est employée dans les maladies du vagin et de l'uterus (leucorrhée, engorgement de la matrice). Les personnes qui ont besoin de douches ascendantes, feront bien d'apporter un appareil pour pouvoir prendre cette espèce de douche dans leur chambre.

On commence en général par une douche très-faible, pour arriver graduellement à une douche plus forte. La douche doit agir directement sur la partie malade et non par l'intermédiaire de toile ou de flanelle, à l'exception de la tête ; les dames peuvent se servir d'un bonnet en toile cirée. Quand une partie du corps est très-sensible ou douloureuse, il faudra promener la douche sur les parties qui environnent le siége du mal.

On ne doit jamais faire agir continuellement la colonne d'eau sur un point fixe du corps, mais il faut faire mouvoir le tuyau en de petits tours circulaires ou de haut en bas et de bas en haut.

Ordinairement on ne prend qu'une douche par jour, les exceptions sont rares où il est permis d'en prendre deux.

On emploie des douches fortes ou moins fortes, suivant la sensibilité de la partie malade et suivant l'effet qu'on veut produire.

La douche a une action fortifiante ou excitante, résolutive et calmante ; c'est dans ce but qu'on l'emploie dans la faiblesse d'une partie du corps, dans les engorgements des glandes, dans les paralysies, dans les douleurs de l'estomac et dans les rhumatismes ; dans ces dernières maladies on l'emploie pour fortifier la peau et pour la rendre moins sensible aux impressions atmosphériques.

Il serait impossible de dire a priori combien de temps il faut rester au bain, ou de quel calibre on doit se servir pour la douche ; cela dépend de la constitution, de l'âge, du sexe du malade et de la nature de ses infirmités. Ils sont donc dans l'erreur ces malades qui croient qu'il faut prendre la douche longtemps et avec force pour faire disparaître le mal ; au lieu de diminuer, la douleur devient de jour en jour plus intense, et par cette imprudence on produit l'effet contraire à celui qu'on aurait obtenu, si on avait voulu écouter les conseils du médecin. Dans beaucoup de cas, l'unique cause de la non-réussite des bains et des douches réside dans l'obstination de vouloir forcer la cure, malgré les lois physiologiques et pathologiques de la nature humaine.

Après avoir exposé les trois manières d'employer les eaux thermales, il importe de savoir si dans un cas donné, il est nécessaire de commencer tout de suite le traitement par l'eau en boisson, par les bains et par les douches. L'observation nous a prouvé que beaucoup de malades veulent aller trop vite, car dès le premier jour, on boit un certain nombre de verres d'eau, on prend un bain et une douche, on croit ainsi n'avoir pas perdu de temps.

Il y a des cas où il est prudent de ne faire usage que de l'eau prise à l'intérieur pendant quelques jours, jusqu'à ce qu'elle ait produit l'effet purgatif. Dans d'autres circonstances, on peut dès le principe boire de l'eau et prendre des bains, et dans aucune conjoncture il n'est prudent de commencer un traitement par l'emploi des trois moyens curatifs en question. Dans la faiblesse de la jambe ou d'un pied, suite d'une fracture, d'une luxation ou d'une entorse, il est seulement permis de commencer le traitement par la douche. En effet, quand au début de la cure, on fait usage de l'eau en boisson et quand on prend un bain, l'organisme est déjà affecté par ces différentes substances médicamenteuses introduites dans l'économie, le bain agit également sur la surface cutanée; si on ajoute encore à cela la douche, il peut se produire des perturbations dans l'organisme qui ne restent pas dans un état d'exaltation des fonctions physiologiques, mais cette médication trop brusque peut élever ces mêmes fonctions jusqu'à l'état morbide ou pathologique. Voilà les conséquences d'un traitement trop énergique au début de la cure.

Quand le corps est une fois habitué à cette nouvelle médication par l'eau prise à l'intérieur et par un certain nombre de bains, on peut alors ajouter la douche au bain, si elle est indiquée par la nature de la maladie; de cette manière on procède graduellement comme le veut la nature, et c'est à notre avis, la meilleure manière de retirer le plus heureux succès de nos eaux.

On emploie les douches dans certaines maladies locales :

1° Dans le rhumatisme local,

2° dans le rhumatisme articulaire, dans l'ischiatique et la goutte,

3° dans la faiblesse de la moëlle épinière et en général du système nerveux,

4° dans certaines maladies de la tête,

5° dans quelques maladies de l'estomac et de l'uterus,

6° dans les engorgements du foie et des glandes lymphathiques,

7° dans les tumeurs lymphatiques des articulations,

8° dans la faiblesse du bras ou des jambes, suite d'une fracture ou d'une luxation ancienne, et

9° dans la faiblesse du pied, suite d'une entorse.

De la crise, du point de saturation et des effets consécutifs.

1° *De la crise*. La crise aux eaux est un effort évident de réaction, par suite des altérations opérées par l'usage de l'eau sur l'économie pour repousser et éliminer les matières morbifiques et pour vaincre ainsi la maladie.

L'expérience nous a prouvé que très-souvent après plusieurs jours de bains, une éruption se développait chez les malades; cette éruption disparaissait plus tard. Nous avons remarqué également que chez les personnes qui ont pris des bains contre des affections rhumatismales, les douleurs augmentaient les premiers jours et qu'elles disparaissaient entièrement plus tard. Il en est de même des démangeaisons qui augmentaient et diminuaient insensiblement plus tard; quelquefois nous avons observé des diarrhées, des furoncles etc. Tous ces symptômes ne sont que des efforts critiques ou une réaction de l'eau sur l'organisme.

Un phénomène, digne de remarque, est la fatigue que le traitement par nos eaux produit ordinairement. En général, cette fatigue se fait sentir durant la cure et même après que les malades s'étaient sentis mieux et plus forts qu'avant. Le bon effet de la cure ne se manifeste qu'après que cette fatigue a cessé.

2° *Point de saturation*. Quand les malades éprouvent après un usage plus ou moins prolongé de l'eau thermale, un sentiment d'énervation, de fatigue, un certain degré de courbature, un changement d'humeur, une trop grande sensibilité, de l'étourdissement, une diminution de l'appétit, des rêves agités, une grande soif, un goût amer ou pâteux, des oppressions d'estomac, des flatuosités, une altération des selles et des urines, une accélération du pouls, tous ces phénomènes indiquent ce qu'on est convenu d'appeler la *saturation de l'économie;* on suspendra alors le traitement soit définitivement, soit pour le reprendre ensuite.

Si on ne faisait aucune attention à ces symptômes, cela pourrait avoir des conséquences très-fâcheuses pour le malade. Mais quelquefois il y a des personnes chez lesquelles on ne remarque, pendant la cure, aucun de ces effets généraux de réaction, au contraire, elles se trouvent mieux de jour en jour, elles sentent renaître l'appétit, leur sommeil devient plus calme, toutes les secrétions et excrétions reprennent leur marche régulière, sans qu'on remarque en elles les symptômes de saturation; ce bien-être augmente jusqu'à la fin de la cure. Tout cela prouve que nos eaux se sont insensiblement combinées avec l'organisme et ont provoqué des crises qui ont échappé à nos sens.

3° *Des effets consécutifs.* On remarque ordinairement trois effets différents d'un traitement par une eau minérale ou thermale, suivant le d^r Dœring d'Ems, si la guérison ou l'amélioration est dans l'ordre des possibilités, savoir :

a) Les crises salutaires commencent et se terminent à Mondorf au point que la santé a triomphé de la maladie, et le malade rentre entièrement guéri dans ses foyers.

b) Les crises ne sont que préparées par le traitement et ne se terminent que plus tard, 2, 3, 4, 5 à 6 semaines après avoir cessé la cure.

c) Le malade ne ressent aucun changement notable dans sa santé pendant son séjour à Mondorf, même son état semble empirer. Dans ce dernier cas on en veut aux bains et au médecin, et le malade retourne chez lui n'emportant d'autre sentiment que la tristesse. Ce n'est que quelques semaines, souvent même quelques mois plus tard, que la guérison radicale s'opère. Souvent il faut aux forces de la nature réveillées par l'usage des eaux, mais paralysées ou réprimées par la maladie, un plus long espace de temps que celui pendant lequel on emploie ce moyen réactif, pour remuer les matières morbifiques cachées dans le corps et les en faire sortir par des secrétions matérielles. Les douleurs n'auront subi aucune modification aux bains, la grande sensibilité, au lieu de s'apaiser, semblera augmentée, l'affection chronique passe tant de fois à un état plus grave. Mais au retour dans leurs foyers, les malades verront s'éteindre graduellement tous les symptômes d'une affection qu'ils considéraient déjà comme incurable, et alors aux regrets d'un espoir déçu, succèdera la satisfaction qu'inspire un succès sur lequel on a cessé de compter.

Il y a des personnes qui croient que cet effet consécutif n'est que le produit de l'imagination du médecin des eaux pour donner une consolation aux malades à leur départ, mais ces personnes sont dans l'erreur, « *Pour le médecin*, dit le célèbre Hufeland, *la médecine doit devenir une religion, car tout malade est un temple de la nature.* » Peut-on exiger qu'une maladie qui a duré des années, que des affections profondément enracinées et très-compliquées puissent toujours guérir ou seulement s'améliorer en trois ou quatre semaines?

Ne voit-on pas tous les ans des malades qui n'ont éprouvé aucune amélioration sensible pendant leur séjour à Mondorf, les uns parfaitement rétablis de leur affection quelques mois après, les autres éprouvant autant d'amélioration que le permettaient leur constitution et la nature de leur maladie.

Régime à observer pendant le traitement.

L'hygiène est cette branche des connaissances médicales qui a pour but l'emploi raisonné de tous les moyens qui doivent faciliter l'action des organes ou les fonctions vitales. C'est elle qui pose les règles suivant lesquelles l'homme doit réagir contre les influences dont il est sans cesse entouré. Physiques ou morales, ces influences modifient l'organisme humain, tantôt en maintenant, tantôt en dérangeant l'équilibre.

Les préceptes hygiéniques sont destinés à seconder les effets des eaux, à favoriser la guérison et à prévenir les accidents qui pourraient la retarder. Sans l'observation de ces préceptes, l'organisme rencontre à chaque instant des entraves qui l'empêchent de triompher de la maladie.

Le régime à suivre aux bains est double : le régime moral et le régime physique.

a) **Régime moral.**

Comme il existe une très-grande connexion entre le moral et le physique, il est évident que les influences morales et intellectuelles jouent un rôle très-important dans les affections corporelles. Par conséquent, toutes les causes qui, du côté moral, agissent désavantageusement sur le corps, doivent autant que possible être écartées pendant le traitement.

Les personnes qui fréquentent nos bains, devraient toujours avoir présente à l'esprit l'inscription des bains d'Antonin de Rome :

> Curæ vacuus hunc adeas locum,
> Ut morborum vacuus abire queas,
> Non enim curatur hic, qui curat.

«Celui qui entre en ce lieu, doit se débarrasser du soin des affaires, afin de pouvoir retourner guéri dans ses foyers, car la guérison n'atteindra pas celui qui est rempli de soucis et de toutes les amertumes de la vie.»

Nous comprenons du reste combien il est difficile de suivre cette prescription. Nous le savons, on ne se débarrasse pas aisément des chagrins et des sombres pensées, ces compagnons qui ne manquent à personne, comme dit Calderon. Cependant, nous devons le reconnaître, en apportant à Mondorf de trop soucieuses préoccupations, on n'éprouvera pas dans sa plénitude l'efficacité des eaux. L'harmonie entre l'âme et l'organisme est une condition indispensable pour trouver une entière satisfaction de la cure.

Nous avons la conviction que le déplacement, le changement d'habitudes, la formation de liaisons nouvelles, l'espèce de discipline qui règle la journée dans les établissements d'eau, les jeux de société, le grand air, les courses à pied, les lectures amusantes, une agréable société, la musique qui surtout exerce une influence salutaire sur les malades, opèrent de favorables diversions et mettent celui dont le moral est surtout malade en état de profiter réellement des bienfaits de la source.

b) **Régime physique.**

Le régime physique comprend la nourriture et les boissons, le mouvement et le repos, le sommeil et la veille.

Comme les aliments sont destinés à réparer les pertes que le corps éprouve à chaque instant, ils doivent être considérés sous le rapport de leur quantité et de leur qualité. Les aliments de bonne qualité, pris en quantité modérée et en temps convenable, correspondent à toute indication. Mais si les aliments sont pris en trop grande quantité, si l'on franchit les bornes que le sentiment de plénitude et de satiété prescrit de ne point dépasser on éprouve divers phénomènes de malaise, dont les uns sont en quelque sorte mécaniques et les autres vitaux.

Il ne faut jamais prendre plus de nourriture qu'on ne peut en digérer, car ce n'est pas ce qu'on a mangé, mais ce qu'on a bien digéré qui sert à la nutrition de l'organisme. Il faut cesser de manger lorsque l'appétit invite encore à continuer ; on profite alors le plus du traitement par nos eaux. Moins on mange à la fois, mieux on digère. Les différents repas doivent être séparés par des intervalles convenables. Les Français qui sont habitués à ne faire que deux repas par jour, font bien de conserver la même habitude à Mondorf, le déjeûner vers 10 heures et le dîner vers 4 heures.

Les malades devront user d'aliments faciles à digérer, et ne rien manger qui puisse troubler les fonctions de l'estomac, car ce viscère est étroitement lié aux autres organes qui peuvent être le siége de maladies et qui réclament les secours des bains.

Les personnes qui font trois repas par jour, peuvent prendre pour déjeûner du café ou du chocolat. Le chocolat constitue un aliment très-doux et assez nourrissant.

Celles qui ne font que deux repas par jour, déjeûneront vers 10 heures avec de la viande et des légumes.

Le dîner doit être en général simple, car plus il est simple, mieux on se trouve du traitement par les eaux, et réciproquement plus il est composé, moins on profitera des eaux. Nous recommandons de bons potages, de la viande bien cuite et mieux encore de la viande rôtie; le bœuf, le mouton, le pigeon, le poulet, le veau sont des chairs nutritives et de facile digestion.

L'individualité, l'habitude, l'idiosyncrasie, la forme et la période de la maladie exigent pourtant des modifications.

Un célèbre médecin d'Ems dit : «Plus une cuisine est simple et sans apprêts, plus elle est appropriée au but qu'on cherche à atteindre; que la table du patient ne soit jamais chargée de tout l'appareil d'une table de Lucullus. Toute espèce de gastronomie doit être bannie; qu'on ne se laisse pas séduire par les exhortations persuasives du voisin qui se met au-dessus des lois de l'hygiène.»

Le baigneur doit s'interdire le manger de la viande fumée ou grasse; il ne mangera ni du porc, à l'exception cependant d'une tranche d'un excellent jambon, ni la chair d'oiseaux aquatiques; il évitera les œufs durs, les salades, les melons, les pâtisseries grasses, les sauces vinaigrées, et toutes les crudités.

On ne saurait trop éviter les mets indigestes, coriaces, durs, gras, âcres ou épicés, fumés, salés, des vins et des bierres acides.

En effet, les crudités et les mets indigestes affaiblissent le tube digestif et particulièrement l'estomac, car très-souvent on a recours à nos eaux pour une faiblesse des fonctions digestives, ce qui prouve combien il est important pour les malades aux eaux de suivre les préceptes diététiques qui contribuent à rétablir la santé. D'un autre côté, on doit considérer qu'il faut au canal digestif assez d'activité pour digérer la portion quotidienne d'eau thermale; il convient donc de ménager le plus possible les organes digestifs à l'égard des aliments indigestes ou des crudités.

Quant aux boissons de table, l'eau sera toujours la plus naturelle et la plus appropriée, mais on pourra la couper avec du vin, ou même boire du vin pur, pourvu que l'usage n'en soit pas défendu à cause d'une maladie spéciale. Le choix du vin dépend de l'habitude et de l'état du malade. Pour certains malades le vin de Bordeaux convient le mieux; pour d'autres le vin blanc de Moselle ou de basse-Moselle est préférable. Nous conseillons aux baigneurs qui boivent du vin de Bordeaux comme tonique et fortifiant, de ne boire que du vin de *Bordeaux vieux et d'une bonne qualité*, et à ceux qui boivent du vin blanc, d'éviter les *vins acides*, car ces vins sont nuisibles aux estomacs faibles. C'est la qualité du vin qui profite à l'organisme et non la quantité; le malade, s'il veut profiter de son séjour à Mondorf, ne doit jamais franchir les bornes de la tempérance. Il est nuisible de boire plusieurs sortes de vins à un repas.

Quelque temps après le dîner on peut prendre du café, mais avec discrétion, car cet ami de l'estomac est ennemi des nerfs et produit une surexcitation qui souvent chasse le sommeil.

Comme il est d'observation que la digestion se fait moins bien pendant le sommeil, on évitera de s'y livrer immédiatement après le repas; pourtant celui qui a l'habitude de faire sa sieste après le dîner, peut se la permettre, mais seulement pendant un quart-d'heure ou tout au plus une demi-heure. Il ne faut pas se mettre sur un lit, mais s'asseoir sur une chaise ou un fauteuil, la tête élevée et le corps débarrassé de la gêne des vêtements. Au reste les personnes qui ne sont pas habituées à la sieste, doivent prendre pour règle ce que disaient déjà nos pères :

> Au lieu de s'endormir ayant fait un repas,
> Il faut rester debout ou faire mille pas.

L'activité augmentée de toutes les fonctions de l'organisme par la cure aux eaux, accroît aussi l'appétit; les heures du repas sont attendues avec impatience; les malades ayant été privés longtemps de cette sensation bienfaisante d'un bon appétit, sont par cela souvent portés à des excès. Puissent ces malades ne jamais perdre du vue le but du traitement, afin de résister à la tentation, quand même elle se présenterait à une table richement garnie. Qu'ils se persuadent que les excès de table pendant la durée d'une médication aux eaux, sont tout-à-fait préjudiciables à leurs intérêts, et le plus souvent cause des obstacles qu'ils rencontrent dans leur guérison. La sobriété, la tempérance dans le boire et le manger est donc la condition *sine quâ non* de la réussite des bains.

Le souper pour ceux qui font trois repas par jour, devra être très-simple et être pris à des heures fixes, jamais après sept heures du soir, car la digestion devra être à peu près faite avant de se coucher.

Voilà les prescriptions à suivre par les malades qui ne présentent ni dans leur constitution, ni dans leur maladie, rien qui indique la nécessité d'un régime spécial; ils n'ont qu'à observer les règles ordinaires de la diététique. Mais il en est d'autres qui présentent, ou une constitution, ou une diathèse déterminée, dont le régime alimentaire doit constituer le premier traitement.

Aux personnes anémiques, lymphathiques, scrofuleuses et d'une constitution faible, il faudra un régime tonique, du vin pur, principalement du bon vin de Bordeaux.

Les individus pléthoriques et ceux qui éprouvent facilement des congestions vers la tête ou les poumons, les goutteux et les personnes affectées d'un rhumatisme, doivent observer une grande modération dans l'usage des viandes, du vin et de toute alimentation stimulante.

Les dyspeptiques devront éviter les acides, les vins acides, les fruits etc.

Les promenades après le coucher du soleil sont en général nuisibles, parce qu'on s'expose à des refroidissements qui peuvent avoir une fâcheuse influence sur le malade.

La médication aux eaux doit être accompagnée d'un exercice modéré. L'exercice est le moyen le plus énergique pour seconder la digestion et les effets salutaires des bains. C'est dans ce but que la Société a converti une grande partie du terrain qui environne les bains, en promenades pour les baigneurs.

L'action salutaire du traitement exige en général le séjour à l'air, et les malades doivent y passer la plus grande partie de la journée, si le temps est favorable. Les promenades après le repas, celles du matin, quand on prend les eaux, sont une partie intégrante du traitement, mais elles ne doivent jamais aller jusqu'à la fatigue.

Les malades à Mondorf doivent prendre garde, autant que possible, de ne pas s'exposer à des variations subites de l'atmosphère, car le corps étant plus impressionnable pendant le traitement, est aussi plus facilement influencé par tous les agents nuisibles.

Les vêtements doivent toujours être en rapport avec la saison et surtout avec la température du moment, qui est parfois variable pendant la saison des bains.

La danse ne doit être permise que quand elle a lieu quelques heures après le dîner et qu'elle n'est pas prolongée trop avant dans la nuit. Jamais on ne devra pousser la danse jusqu'à la fatigue.

Le galop et la valse sont nuisibles à plusieurs personnes, surtout aux personnes pléthoriques, à celles qui sont disposées aux hémorrhagies, aux congestions du sang vers la tête ou la poitrine.

La danse est nuisible dans les maladies organiques du cœur, et très-utile dans les affections morales du cœur!

Le jeu de billard ou le jeu de quilles est peut-être le genre de mouvement qui convient le mieux après le repas.

Sans doute on trouvera bientôt à Mondorf des ânes et des chevaux à louer, ce qui procurera un exercice salutaire et facilitera les courses dans les environs.

Pour certains malades et surtout pour ceux qui sont consumés par l'activité des affaires ou des chagrins intimes; pour ceux qui sont fatigués par les recherches assidues de la science, l'absence de toute préoccupation, le spectacle animé des baigneurs, la musique, les lectures amusantes, les promenades aux environs de Mondorf, mettent l'esprit et le corps dans des conditions nouvelles et font une partie des frais de la cure.

Si Mondorf compte moins de guérisons que Hombourg, Wiesbaden, Plombières et Vichy, c'est dans des circonstances tout-à-fait étrangères à la composition et au mode d'administration des eaux qu'il faut chercher la cause de son infériorité.

Déjà nous possédons une société de musique qui a fait des progrès rapides depuis qu'elle existe. Si cette société reçoit un subside pour subvenir à tous les frais qu'elle nécessite, le séjour de Mondorf sera beaucoup plus agréable aux baigneurs.

Un sommeil tranquille est indispensable à ceux qui prennent les eaux. Il faut se coucher vers dix heures du soir pour puiser de nouvelles forces dans le repos, et se lever de bonne heure, afin de se rendre à la source.

Avant de terminer ce chapitre, nous devons faire la remarque, qu'il n'est possible que de donner des principes généraux sur le régime, que celui-ci devra subir des modifications suivant l'état individuel du malade, suivant le tempérament, la constitution, l'âge, le sexe et enfin suivant la nature de la maladie.

Temps du traitement.

Le climat et la situation de Mondorf sont si favorables, qu'ils permettent de prendre des bains presque pendant toute l'année, à l'exception des trois mois d'hiver.

On trouve même la température de l'eau plus élevée pendant cette dernière saison qu'en été. Les cabinets étant chauffés, rien ne s'opposerait à ce qu'on pût prendre des bains en automne, en hiver et au printemps. Il faut espérer que dans quelques années, Mondorf aura aussi sa saison d'hiver; aujourd'hui la saison à Mondorf commence le premier *mai* et dure jusqu'au premier *octobre*. Si pourtant le temps est assez favorable, on peut prendre des bains dès le mois d'avril et pendant tout le mois d'octobre.

C'est une erreur de penser que les eaux sont seulement salutaires pendant les mois de juillet et d'août; les eaux peuvent être efficaces aux mois de mai, de juin, de septembre et d'octobre. Combien ne voit-on pas de personnes qui ne peuvent pas supporter les grandes chaleurs; pour celles-là, ne vaut-il pas mieux faire une cure avant ou après les grandes chaleurs?

Celui qui commence sa saison de bonne heure et qui la finit dans la première moitié de l'été, a encore la seconde moitié à sa disposition.

Pour les maladies du bas-ventre, pour les faiblesses nerveuses et pour les personnes très-sensibles, notre avis est de commencer la cure de bonne heure, car les malades de cette espèce se trouvent en général incommodés de la grande chaleur de l'été.

Mais si les fonctions vitales annoncent le caractère de torpeur prédominante, si les eaux doivent produire une augmentation d'activité du système cutané, un surcroît de secrétion de la peau, comme dans les rhumatismes chroniques, dans les maladies cutanées et scrofuleuses, alors l'emploi des eaux de Mondorf est préférable pendant les mois de juillet et d'août.

Les personnes obèses doivent préférer le printemps et l'automne, afin de pouvoir se livrer à des exercices plus prolongés.

Nous devons pourtant remarquer que les conditions atmosphériques pourront modifier ces règles générales.

Durée du traitement.

Dans les maladies chroniques, il est très-difficile de déterminer le temps nécessaire à la cure. C'est pourtant la première chose que le malade désire connaître du médecin : combien de temps faut-il rester ici ? Question très-naturelle de la part du baigneur, mais à laquelle le médecin ne peut répondre aisément.

Une maladie chronique ne se laisse pas traiter et résoudre comme un problème de mathématiques. On devrait bannir des balnéographies le nom de saison, qui ne peut donner qu'une fausse idée de la durée de la cure et ne peut qu'occasionner une méfiance envers le médecin et envers l'établissement des bains.

Dans la plupart des cas, il est au-dessus de la prévision de tout médecin, quelque habile qu'il soit, de fixer d'avance la durée du traitement par les eaux ; chaque cas donné veut être traité individuellement. Il n'y a que le succès des bains employés, la réaction organique qui en résulte, et le point de saturation qui mettent le médecin à même d'assigner au traitement une durée plus ou moins longue. S'immaginer qu'un mal qui parfois date déjà de plusieurs années, qui a déjà passé par différentes phases, qui s'est aggravé par de nombreuses combinaisons, puisse être enlevé et détruit par nos eaux en trois ou quatre semaines (ce qu'on est convenu d'appeler une saison), c'est tomber dans une erreur des plus positives ; dans bien des cas, les eaux ne font que prédisposer aux crises, et la guérison, au lieu de s'opérer sur-le-champ, ne s'obtient que plus tard.

Si les maladies ne guérissent pas toutes en une ou deux saisons (en trois ou six semaines), il ne faut pas en accuser les bains, mais l'espèce de maladie, son ancienneté, l'âge, le tempérament du baigneur et d'autres circonstances encore provenant du genre de vie, du caractère, des habitudes, des prédispositions morales ou physiques de l'individu qui vient chercher la santé à Mondorf.

Pas de répercussion.

Une propriété de nos eaux, et en général de toutes les sources thermales, c'est que, tout en guérissant, elles le font sans désavantage pour le corps ou sans jeter la maladie sur d'autres parties. Les traitements le mieux dirigés contre les affections cutanées, la goutte et une foule d'autres maux ne sont souvent que symptomatiques, c'est-à-dire qu'ils chassent le mal de son siége; mais ils attirent dans d'autres organes et dans d'autres systèmes des maux qui prennent la place des premiers et qui souvent même deviennent plus pernicieux que ceux-ci, si l'on en excepte l'éruption produite par les bains qui souvent ne se manifeste que très-tard, et qui est toujours de bon augure.

Un traitement par les bains, bien dirigé, n'est jamais suivi d'une autre maladie, ni de ces accidents de maux secondaires qui sont les conséquences de maladies palliées, ainsi que cela arrive quelquefois à la suite de la répercussion opérée par les médicaments pharmaceutiques, et le malade peut s'abandonner à la vertu médicatrice de notre source avec une confiance qu'il ne doit accorder à aucun traitement médicamenteux.

Régime à observer après la cure.

Comme la nature ne fait point de saut, et qu'elle ne souffre pas qu'on en fasse avec elle, il est évident qu'après avoir terminé la cure, il ne faut pas passer subitement à un autre genre de vie, si l'on ne veut pas perdre tout ce que l'on a obtenu avec tant de peine, et saper les fondements du nouvel édifice encore chancelant. Un bon régime sera encore nécessaire, pour faire durer le succès qu'on a obtenu aux eaux ou pour que l'action consécutive puisse se développer sans rencontrer à chaque instant des entraves dans des excès de tous les genres.

S'imaginer qu'après avoir terminé la cure et qu'après avoir bu le dernier verre d'eau, on puisse secouer le joug du régime imposé par le médecin pour reprendre plus commodément sa vie ordinaire, c'est là une grave erreur. Après le traitement, on doit particulièrement observer les préceptes hygiéniques, c'est-à-dire vivre comme on a vécu à la source. Celui chez qui la crise s'est effectuée pendant le traitement, doit prendre toutes les précautions possibles pour ne pas faire de rechute; un bon régime moral et physique est absolument nécessaire pour obtenir un heureux résultat.

Combien de précautions n'a pas à prendre le malade chez qui a commencé pendant le traitement une crise qui doit se terminer plus tard! Les écarts du régime pourront facilement arrêter le commencement de la régénération organique, le moindre dérangement pourra avoir des suites très-fâcheuses. Cet état est accompagné d'une hyperæsthésie de tout le corps, qui le rend plus apte à être influencé par les agents pernicieux.

Les mêmes précautions doivent être prises par celui qui, arrivé au terme de la cure, n'a éprouvé aucun signe sensible de crise; s'il n'observait pas un bon régime, il s'exposerait à en supprimer le commencement et à rendre impossible l'action consécutive des eaux.

Combien n'y a-t-il pas de malades où les crises se seraient effectuées au retour, s'ils avaient continué le régime moral et physique imposé pendant le traitement !

On a souvent attribué aux eaux la cause de la non-réussite de la cure, tandis qu'elle résidait réellement dans le peu de précautions prises par le malade lui-même.

Quant à une cure complémentaire, ce sont les circonstances qui détermineront le médecin à la conseiller aux malades. Les uns ont besoin de continuer à boire l'eau thermale, d'autres doivent prendre des remèdes pharmaceutiques pour compléter la cure, d'autres ont besoin de revenir encore pendant deux à trois semaines, si la saison n'est pas trop avancée; enfin ceux qui ont le rare bonheur de recouvrer immédiatement la santé, devront persévérer dans l'observation des préceptes diététiques.

Quelques personnes en quittant les eaux feront bien de rechercher des distractions, de fréquenter des personnes qui leur témoigneront de l'intérêt, de l'amitié, qui s'efforceront de relever leur moral, de leur faire oublier d'affligeantes préoccupations. Rien de plus pernicieux pour certains malades que les sombres pensées produites par la solitude.

Mme de Staël l'a dit avec son charmant esprit : « La solitude produit l'effet de la machine à faire le vide; elle grossit tous les objets. »

Des incidents morbides pendant la cure.

L'administration des eaux thermales de Mondorf en bains et en boisson n'a pas toujours lieu sans produire des accidents morbides plus ou moins graves qui doivent fixer l'attention du malade. Quelquefois ce sont des efforts critiques de la nature qui permettent la continuation du traitement.

D'autres fois ce sont des dérangements provenant d'autres causes; dans de pareils cas, il faudra une interruption temporaire de la cure, diminuer la durée du bain et la quantité d'eau à boire; il faudra observer un régime plus sévère, et cesser même les bains et la boisson pour recourir à des remèdes pharmaceutiques.

Parmi ces accidents nous avons remarqué le plus souvent la constipation. Chez quelques individus, l'eau thermale, au lieu d'augmenter les selles, les rend au contraire moins abondantes et moins fréquentes. Il est nécessaire de remédier à ce dérangement, pour ne pas occasionner des désordres dans les fonctions digestives et des congestions vers la tête ou la poitrine. D'autres fois on observe une turgescence, des flatuosités, une pression à la région de l'estomac, quelquefois des vertiges. Ces dérangements proviennent ordinairement d'un écart du régime, d'un excès de boisson des eaux, ou bien ils ont pour cause une idiosyncrasie.

Quelquefois d'anciennes infirmités qui étaient latentes et assoupies jusqu'ici, réapparaissent et se réveillent, pendant que d'autres dont le malade est affecté, semblent empirer. Souvent les hémorrhoïdes sèches deviennent coulantes, les règles se montrent irrégulièrement et plus tôt qu'à l'ordinaire. Toutes ces apparitions sont souvent d'un bon augure, mais elles exigent toujours une attention particulière de la part du malade.

D'autres phénomènes morbides se manifestent quelquefois aux eaux de Mondorf, mais ils proviennent en grande partie d'une infraction soit au régime physique, soit au régime moral, ou ils proviennent d'un refroidissement. Telles sont les perturbations des fonctions digestives, le dévoiement, le catarrhe pulmonaire avec ou sans fièvre, l'enrouement, le mal de gorge, etc.

Dans tous ces cas, on ne peut pas continuer le traitement tant qu'on n'a pas remédié à ces divers accidents pathologiques.

Causes de la non-réussite de la cure.

Si un médecin envoie aux eaux un malade atteint d'une maladie incurable, il a pour but d'arrêter les progrès du mal, d'adoucir quelques symptômes ou de diminuer les souffrances du malade pendant un certain temps; c'est déjà beaucoup s'il peut obtenir l'un de ces résultats.

Plusieurs maladies ne peuvent être guéries que par la répétition du traitement repris dans un temps peu éloigné et souvent la même année. On ne peut du reste trop répéter aux malades combien il est urgent pour eux de suivre les conseils du médecin et les préceptes de l'hygiène. Dans un grand nombre de cas, le succès de la cure dépend de la bonne volonté et des fermes résolutions du baigneur. Ainsi celui qui accumule faute sur faute, qui croit que boire une certaine quantité de verres d'eau, que prendre un nombre déterminé de bains, suffit pour assurer sa guérison, celui-là joue avec sa santé. Telle est la cause de tant d'insuccès.

Celui qui balance toujours entre ce qu'il doit faire et ce qu'il doit éviter, ne réussira pas et ne donne pas de satisfaction à son médecin.

Il y a des personnes qui, malgré l'ordonnance du médecin, remettent d'une année à l'autre le voyage aux eaux, et ne se décident à l'entreprendre que quand la maladie est devenue trop opiniâtre.

Il y a des malades qui se dirigent eux-mêmes, ou s'ils ont consulté leur médecin ordinaire, se rappellent confusément les conseils qu'il leur a donnés; et il est arrivé souvent que ces malades ont quitté Mondorf sans avoir éprouvé la moindre amélioration. «On recommande tel ou tel établissement, dit un

» célèbre professeur de la faculté de Paris (1), mais à cette
» recommandation s'arrête notre pouvoir. Une fois arrivé, le
» malade ne nous appartient plus, il tombe en d'autres mains,
» si toutefois il ne préfère se diriger à sa fantaisie. Les aver-
» tissements, les conseils, les ordonnances les plus précises
» s'effacent de sa mémoire. »

Le succès de la cure est aussi souvent compromis par l'état
de solitude et d'abandon où se trouve un malade qui aurait
besoin des plus tendres soins, et qui par cette raison ne devrait
pas aller aux bains sans être accompagné d'un des siens.

____

(1) Trousseau, études thérapeutiques sur les eaux minérales des bords du
Rhin. Bruxelles, p. 57.

Indications et contre-indications des bains de Mondorf.

Comme les eaux minérales ou thermales sont des remèdes contre un certain nombre d'affections, nous croyons qu'il est important non seulement d'avoir une connaissance exacte des maladies qui peuvent guérir ou éprouver une amélioration par ces eaux, mais encore de connaître les maladies où l'eau thermale est inefficace ou même nuisible.

Les indications et les contre-indications des bains de Mondorf doivent être puisées exactement aux mêmes sources que toutes les autres médications, c'est-à-dire dans la double considération et de l'action déjà connue de la médication employée et de la nature des phénomènes locaux et généraux présentés par le malade lui-même.

Ces bains, de même que tous les autres, ne sont pas utiles dans toutes les maladies; aussi il convient de ne s'en servir qu'après avoir consulté le médecin.

Les bains de Mondorf sont nuisibles ou peuvent devenir nuisibles dans les cas suivants :

1° Dans les maladies aiguës.

2° Dans les fièvres continues et dans toutes les maladies où le corps étant déjà trop excité, ne pourrait l'être que davantage par les eaux.

3° Dans toutes les maladies inflammatoires, dans les irritations de la poitrine, dans la toux provenant d'une irritation continuelle de la poitrine.

4° Dans la phthisie confirmée, principalement dans la phthisie tuberculeuse et dans l'hémoptysie.

5° Dans les maladies organiques du cœur et du foie.

6° Dans les hydropisies dépendant de ces mêmes organes.

7° Dans les constitutions apoplectiques, surtout quand les malades ont déjà eu une ou plusieurs attaques.

Dans toutes ces maladies, l'eau de Mondorf, au lieu de produire une amélioration, ne peut qu'empirer le mal, augmenter l'irritation, les congestions pulmonaires ou cérébrales, et dans certains cas, elle ne peut que hâter un dénouement funeste.

Comme l'expérience a prouvé que l'eau de Mondorf n'est pas une panacée universelle, il est dans l'intérêt des baigneurs, qu'avant de se rendre dans cette localité, ils consultent le médecin pour savoir si les bains peuvent être utiles dans le cas particulier. Celui qui n'observe pas ce précepte, paye quelquefois de sa vie ce manque de prudence.

Tableau

indiquant le résultat général des bains dans les différentes maladies que nous avons eu l'occasion d'observer.

	CAS.	GUÉRISONS.	AMÉLIORATIONS.	EFFET NUL.	EFFET INCONNU.
1° *Maladies rhumatismales.* Rhumatisme général, rhumatisme articulaire, ischiatique et goutte................	214	61	112	14	27
2° *Maladies nerveuses.*					
a) Faiblesse nerveuse, hysterie.	163	56	88	4	15
b) Gastralgie et entéralgie (douleur nerveuse de l'estomac et des intestins)	42	17	19	3	3
c) Céphalalgie, vertiges	47	13	22	4	8
3° *Faiblesse générale*	37	13	22	»	2
4° *Hypochondrie, mélancholie* ...	14	3	9	1	1
5° *Affection morale, accompagnée d'une grande sensibilité nerveuse*	11	1	9	1	»
6° *Maladies du tube digestif.* Faiblesse et état glaireux de l'estomac, manque d'appétit, digestions difficiles, gastrite chronique................	211	90	98	3	20
7° *Affection du foie, hémorrhoïdes, constipation*	109	29	62	4	14
8° *Maladies de la peau (pruritus, dartres, sueurs diurnes et nocturnes)*..................	53	16	31	»	6
9° *Maladie dynamique du cœur (palpitation nerveuse)*.........	8	2	4	»	2
10° *Maladies scrofuleuses*	35	6	24	3	2

	CAS.	GUÉRISONS.	AMÉLIORATIONS.	EFFET NUL.	EFFET INCONNU.
11° *Catarrhe pulmonaire chronique*	31	10	12	7	2
12° *Asthénie génitale*	17	»	9	2	6
13° *Maladies chirurgicales.*					
Entorses, contusions, maladies du genou	27	12	13	»	2
14° *Maladies des femmes.*					
a) Anomalies du flux menstruel (aménorrhée, dysménorrhée, leucorrhée)...............	39	7	19	»	13
b) Faiblesse et sensibilité douloureuse de la matrice, engorgement de la matrice	39	8	23	»	8
Total...	1097	344	576	46	131

TABLE DES MATIÈRES.

www.ingramcontent.com/pod-product-compliance
Ingram Content Group UK Ltd.
Pitfield, Milton Keynes, MK11 3LW, UK
UKHW020023100726
13658UKWH00003B/1080